Haug

Schröpfkopfbehandlung

Theorie und Praxis

Johann Abele

8., unveränderte Auflage

64 Abbildungen

Karl F. Haug Verlag · Stuttgart

Bibliografische Information der Deutschen Nationalbibliothek

Die Deutsche Nationalbibliothek verzeichnet diese Publikation in der Deutschen Nationalbibliografie; detaillierte bibliografische Daten sind im Internet über http://dnb.d-nb.de abrufbar.

Wichtiger Hinweis: Wie jede Wissenschaft ist die Medizin ständigen Entwicklungen unterworfen. Forschung und klinische Erfahrung erweitern unsere Erkenntnisse, insbesondere was Behandlung und medikamentöse Therapie anbelangt. Soweit in diesem Werk eine Dosierung oder eine Applikation erwähnt wird, darf der Leser zwar darauf vertrauen, dass Autoren, Herausgeber und Verlag große Sorgfalt darauf verwandt haben, dass diese Angabe **dem Wissensstand bei Fertigstellung des Werkes** entspricht.
Für Angaben über Dosierungsanweisungen und Applikationsformen kann vom Verlag jedoch keine Gewähr übernommen werden. **Jeder Benutzer ist angehalten,** durch sorgfältige Prüfung der Beipackzettel der verwendeten Präparate und gegebenenfalls nach Konsultation eines Spezialisten festzustellen, ob die dort gegebene Empfehlung für Dosierungen oder die Beachtung von Kontraindikationen gegenüber der Angabe in diesem Buch abweicht. Eine solche Prüfung ist besonders wichtig bei selten verwendeten Präparaten oder solche, die neu auf den Markt gebracht worden sind. **Jede Dosierung oder Applikation erfolgt auf eigene Gefahr des Benutzers.** Autoren und Verlag appellieren an jeden Benutzer, ihm etwa auffallende Ungenauigkeiten dem Verlag mitzuteilen.

Geschützte Warennamen (Warenzeichen) werden **nicht** besonders kenntlich gemacht. Aus dem Fehlen eines solchen Hinweises kann also nicht geschlossen werden, dass es sich um einen freien Warennamen handelt.
Das Werk, einschließlich aller seiner Teile, ist urheberrechtlich geschützt. Jede Verwertung außerhalb der engen Grenzen des Urheberrechtsgesetzes ist ohne Zustimmung des Verlages unzulässig und strafbar. Das gilt insbesondere für Vervielfältigungen, Übersetzungen, Mikroverfilmungen und die Einspeicherung und Verarbeitung in elektronischen Systemen.

1. Auflage 1982 – 7. Auflage 2003

© 2007 Karl F. Haug Verlag in
MVS Medizinverlage Stuttgart GmbH & Co. KG
Oswald-Hesse-Str. 50, 70469 Stuttgart

Unsere Homepage: www.haug-verlag.de

Printed in Germany

Zeichnungen: Designstudio Cornford, Reinheim
Umschlaggestaltung: Thieme Verlagsgruppe
Umschlagfoto: Bildagentur Waldhäusl, Waidhofen/Ybbs, Österreich
Druck u. Binden: Kösel, Krugzell

ISBN 978-3-8304-7237-7

Meinen beiden Lehrmeistern

Dr. med. Ulrich Abele
und
Dr. med. Heribert Schmidt

gewidmet

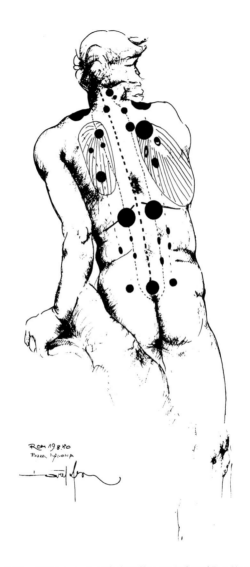

Abb. 1: Diese Abbildung wurde nach einer Skizze von Prof. Karel Fron, München, gestaltet. Ich danke für sein Entgegenkommen.

Inhalt

Einleitung 11

Teil I 19

1	**Geschichtlicher Rückblick**	21
2	**Der Rücken als diagnostisches Arbeitsfeld**	27
3	**Topographie der Rückenmaximalzonen**	39
4	**Untersuchungstechnik des Rückens**	54
5	**Definition des Schröpfvorganges**	55
5.1	Die Trockenschröpfung	55
5.2	Die blutige Schröpfung	56
6	**Definition der Gelose**	58
6.1	Die kalte ober blasse Gelose	58
6.2	Die heiße oder rote Gelose	61
7	**Dynamik des Schröpfvorganges**	64
7.1	Die blutige Schröpfung	64
7.2	Die Trockenschröpfung und die Saugglockenmassage	76
8	**Die vegetative Basis als Angriffspunkt der biologischen Regelkreise (Kybernetik)**	83
9	**Die biologischen Regelkreise am Menschen**	86
10	**Blutfülle/Blutleere – Energiefülle/Energieleere**	98

Teil II 107

11	**Praxis der Schröpfkopfbehandlung**	109
11.1	Karteiblatt-Technik	109
11.2	Gerätschaften	110
11.2.1	Schröpfschnäpper	110
11.2.2	Hämolanzette	110
11.2.3	Rasierklinge	111
11.2.4	Ponndorf-Impflanzette	111
11.2.5	Schröpfgläser	111
11.2.6	Feuer- und Wattespender	114

11.3	Technik des Schröpfens	115
11.3.1	Das trockene Schröpfen	115
11.3.2	Die Schröpfkopfmassage (Saugglockenmassage)	117
11.3.3	Die blutige Schröpfung	120
11.4	Komplikationen beim Schröpfen	122
11.5	Vorsichtsmaßregeln	125
12	**Indikationstopologie**	127
12.1	Die Nackenzone – Okzipitalzone	129
12.2	Das Schulterdreieck	131
12.3	Die Gallenzone und der Leberbuckel	134
12.4	Das Regulationssystem Herz und Magen	137
12.5	Der Depressionsbuckel	139
12.6	Das Tor des Windes	140
12.7	Die Pankreaszone	142
12.8	Die Nierenzone	143
12.8.1	Die hyperazide Gastritis	146
12.9	Die Lumbagozonen – Darmzonen	148
12.10	Die Schröpfung bei Interkostalneuralgien	149
12.11	Der Iliosakralwinkel	151
12.11.1	Die blutige Schröpfung über oder unmittelbar lateral der Spina iliaca posterior superior	154
12.12	Die Hypertoniesülze	154
12.13	Besondere Schröpfstellen	156
13	**Indikationstopologie für die Trockenschröpfung**	159
13.1	Die Nackenzone	159
13.2	Das Schultergelenk	160
13.3	Die Magenzone	160
13.4	Die Thoraxvorderseite	161
13.5	Der Brustbereich	161
13.6	Der obere und mittlere Rücken	162
13.7	Die Kreuzbeingegend	163
13.8	Unterbauch, Leiste, Innenseite der Oberschenkel	163
13.9	Abrechnungshinweise GOÄ	167

Ausblick 171

Literatur 179

Stichwortverzeichnis 183

Einleitung

Einen Menschen zu behandeln und ihn zur Gesundung zu führen, bedeutet viel mehr, als nur das Gefüge und das Zusammenspiel der chemischen Reaktionsabläufe in ihm in die allgemein übliche Ordnung zu bringen. Wir müssen uns immer bewußt sein, daß das Leben erheblich vielschichtiger abläuft, als uns dies in chemischen und physikalischen Prozessen sichtbar wird. Nach einer 1980 von dem Arzt und Forscher Hiroshi Motoyama aufgestellten Formel könnte man sagen: Leben ist der Ausdruck von Ereignissen, welche auf unterschiedlichen Ebenen ablaufen, sich aber im menschlichen Körper zu einem sichtbaren Bild verknüpfen. Diese Ebenen können mit Hilfe eines Schaubildes wie folgt gekennzeichnet werden (der Doppelpfeil ←→ bedeutet: setzt voraus):

> Gestalts-Bewegungen ←→ bio-elektrochemische Prozesse ←→ physikalische Prozesse ←→ seelische Prozesse ←→ geistige Kräfte = Information

Es ist klar, daß durch die enge Vernetzung all dieser Reaktionsebenen Verschiebungen in jeder einzelnen auftreten müssen, auch wenn Störungen nur in einer einzigen eingetreten sind. Ebenso leuchtet ein, daß sich die verschiedenen Reaktionsebenen im Sinne einer gegenseitigen Balance beeinflussen. Dies wäre ein Stadium kompensierter funktioneller Störungen. Irgendwann kann durch fortgesetzte Funktionsstörungen jedoch ein Summations-Stadium erreicht werden, welches durch die Eigenregulation innerhalb der Ereignisebenen nicht mehr reversibel gestaltet werden kann. Solche festgeschriebenen Veränderungen im Fließgleichgewicht des Lebens nennen wir manifeste Krankheiten.

Es ist nur natürlich, daß unseren Sinnen jene Prozesse am eindrucksvollsten erscheinen, welche sich auf den Ebenen der physikalischen und der chemischen Ereignisse abspielen. Eingriffe in die Krankheitsprozesse werden daher meist auf diesen beiden Ebenen durchgeführt und vorzüglich wiederum mit chemischen Mitteln. Logischerweise können aber mittels Verschiebung chemischer Massen (-verhältnisse) nur solche Störungen exakt behandelt werden, die überwiegend in dieser Reaktionsebene entstanden sind.

Zum Glück gibt es mehrere, uns teils durch Forschung, teils durch Erfahrung bekannte Steuerungselemente – oder Regelkreise – im System der Selbstregulation des menschlichen Organismus. Sie liegen in exakt auffindbaren Bahnen. Diese Bahnen verknüpfen oftmals weit auseinanderliegende Körperteile miteinander. Auf den Bahnen sitzen „trigger points", besonders reaktionsträchtige Schaltstellen der Selbstregulation. Vielleicht sind sie Schnittpunkte mehrerer ineinandergreifender Regelkreise.

Wir wissen – besonders seit den Forschungen von so bedeutenden Männern wie Kellner, Pischinger, Schadé, Löwenstein, Kanno und Kibler, die sich mit der Neurophysiologie beschäftigt haben und so für die Neuraltherapie nach Huneke eine lückenlose, wissenschaftliche Wirktheorie erstellen konnten –, daß wir neben den anatomisch leicht faßbaren Nervenverbindungen im Körper Zellmembranleitungen besitzen, sozusagen Haustelefone des Vegetativums, welche auch ohne die übergeordneten Fernverbindungen zum ZNS funktionieren. Die in den Zellen entstehenden Reize oder diejenigen, welche auf sie auftreffen, verändern den Ionenfluß zwischen den Zellmembranen und ändern so die elektrische Auflading ihrer „Sandwich-Struktur". Dabei werden elektrische Potentiale frei, die zum Teil in Quanten (Biolumineszenz nach Popp), zum Teil als Schwankung der elektrischen Feldstärke in der Umgebung meßbar werden und den Beginn von Reizstafetten bilden. Erreicht eine solche Reizstafette eine Fernleitung – ein Neuron –, so treten oft blitzartig weitreichende Störreaktionen auf.

Nach Herbert Athenstaedt kann man eine Gelose auch als einen Ort bezeichnen, von dem aus sowohl piezoelektrische als auch pyroelektrische Vorgänge ausgehen. Eine Gelose ist ein Ort der Hitze (heiße Gelose) oder der Kälte (blasse Gelose) im Vergleich zur übrigen Körperdecke. Nach Athenstaedts Messungen verbreiten sich auch in organischen Strukturen (Haut) diese Reize in Form einheitlicher Spannungsreaktionen. Die Haut besitzt ein elektrisches Dipolmoment senkrecht zu ihrer Oberfläche.

Wärme oder Kälte sowie Verformung werden zu *einheitlichen* Spannungsänderungs-Signalen umgearbeitet, die in polarisierten Fasern (Nervengewebe) weitergeleitet werden. „Diese Effekte können nur vom Organismus wahrgenommen werden, wenn die ganze Oberhaut mit dem zentralen Nervensystem (polarisierte Faserstruktur) verbunden ist."

Die Steuerungs- und Selbstheilungstendenz des Organismus – also auch das Verschwinden und Kommen von Triggerpunkten – kann man zwanglos durch diese Kommunikationskanäle erklären. Schließlich werden in einer einzigen Zelle in der Sekunde einige Millionen Informations-„bits" verarbeitet, wobei an die 50 000 Regulatorproteine mobilisiert werden, eine Zahl, zu deren Bewältigung ausschließlich masselose Informationsübermittler fähig sein können.

Das, was der Arzt bei geglückter „biologischer Therapie" als Sekundenphänomen erkennen kann, wird ebenso erklärbar und dem Bereich des stummen Wunders entzogen.

Können wir auch heute nicht im einzelnen nachvollziehen, wie an den o. a. trigger-points angesetzte Heilreize für das gestörte Regulationssystem nutzbar gemacht werden, so dürfen wir dennoch legitim mit ihnen arbeiten. Denn der Organismus arbeitet seit der Entstehung des Lebens mit ihnen, ohne daß es dem Leben zum Schaden gereicht. Im Gegenteil! Wir können heute bereits absehen, daß die technischen Möglichkeiten, in unserem Organismus eine nach unserem Willen und unseren linearkausalen Vorstellungen beschaffene „neue Ordnung" einzuführen, im menschlichen Körper zu denselben katastrophalen ökologischen Nebenerscheinungen führen werden, wie sie uns im Bereich der Umwelt entgegentreten.

Der kranke Organismus ist ein in seiner Dynamik gestörter Kybernet. Therapie heißt daher, den Grund dieser Störung zu finden und auszumerzen. Das bedeutet meist, eine Neuorientierung des kranken Menschen zu veranlassen und außerdem irgendwelche gestörte Einzelorte an ihm zu reparieren. Die Schröpfbehandlung ist eine Methode, welche gestörte Einzelorte der Kybernetik beeinflußt. Sie weist jedoch häufig frappierende Soforteffekte an diesen auf, daß man zu allen Zeiten geneigt war, sie als selbständige Behandlungsform darzustellen und zu gebrauchen. Man beschränkte sich dann im wesentlichen auf den Schröpfeingriff und verließ sich auf die schon so oft erlebte Positivreaktion. Blieb sie aus, wandte man sich einem anderen Behandlungsverfahren zu.

Die Behandlung mit dem Schröpfkopf darf jedoch nicht als Monotherapie angesehen werden. Sie sollte stets im Rahmen eines umfassenden therapeutischen Konzepts die ihr zukommende Stellung einnehmen. Genaue Beobachtungen lehren jedoch, daß von schröpfwürdigen Einzelorten aus vollständige Systemregulationen in Gang kommen können. Wer lange genug die Schröpfmethode an seinen Patienten ausgeführt hat, dem wird sich dreierlei einprägen:

Diagnose

Beim Ertasten schröpfwürdiger Stellen am Körper erkrankter Menschen stellt sich die *richtige Diagnose*, das Erfassen der gestörten Lebensdynamik des Erkrankten, in kaum zu übertreffender Weise dar. Wer – nach entsprechender Übung – den gelotischen Rücken eines Kranken abtastet (und auf diesem findet man die meisten schröpfwürdigen Orte der Kybernetik), kann ihm seine Beschwerden meist „auf den Kopf hin zusagen". Und wenn labortechnische oder röntgenologische Parameter noch nicht – oder nicht mehr – zu erheben sind, weisen die Schröpforte dennoch laut und deutlich auf schon oder immer noch vorhandene Stoffwechselstörungen innerer Organe hin oder auf eine statische Störung im Skelettsystem.

Therapie

Die *Schröpfkopfbehandlung* zeigt sodann dem Therapeuten unbarmherzig und rasch, ob seine Diagnose zutreffend gewesen ist. Denn der erkrankte Körper reagiert auf die Schröpfung am richtigen Ort innerhalb von Minuten oder Stunden. Für den Patienten ist dies deutlich fühlbar.

Prognose

Schließlich beweist das Verschwinden oder die stetige Wiederkehr schröpfwürdiger Gelosen, ob der Patient „die Lehren aus seiner Krankheit und aus den Ermahnungen seines Arztes gezogen hat". Erst wenn er sich wieder ordnungsgemäß in sein Lebensumfeld mit all dessen Gegebenheiten eingeordnet hat, wenn er die Kräfte, die auf ihn einwirken, richtig auswertet und daraufhin für sein Leben geeignete Maßnahmen ergreift, kann er gesunden. Erst wenn er in seinem kleinen Kosmos wieder „schwimmt wie ein Fisch im Wasser", wird die Kybernetik seines Organismus imstande sein, ihn gesund zu halten. Dahin soll jegliches ärztliche Bemühen ausgerichtet sein. Jegliche Monotherapie „vor Ort" ist Flickschusterei, auch beim Schröpfen.

„Ein schwacher Mensch und miserabler Arzt läßt sich vom Patienten Ausflüchte gefallen und behandelt ihn, selbst wenn er seinen Lebenswandel – der ihn krank gemacht hatte – nicht ändern will." (Plato)

Das Schröpfen gehört der Naturheiltherapie an: „Die Krankheiten heilen durch die Physis." (Hippokrates)

Das blutige Schröpfen ist seiner Natur nach eine blokkadebrechende, entstauende Therapie. Es beseitigt Hindernisse innerhalb der Hämodynamik und des Lymphabflusses, und der verbesserte Blutfluß führt zu einer schlagartig besseren Sauerstoff- und Nährsubstratverbesserung sowie dadurch zur Entsäuerung des in einer Gelose – ähnlich wie in der Umgebung einer Varize – zu sauren Bindegewebsstoffwechsels. Dabei schwindet der relativ erhöhte Venendruck im kranken Endstrombereich. Die porös gewordenen Membranen der Kapillaren dichten wieder ab, so daß das perivaskuläre Ödem der Gelose verschwindet. Die vom Ödem zugepreßten Lymphgefäße und Venolen entsorgen wieder. Wenn Blut zirkuliert, erhöht sich auch der Energieumlauf (H. Schmidt, s. S. 98) und der Gewebstonus.

Das trockene Schröpfen ist seiner Natur nach eine Therapie, welche durch Extravasatbildung im Bindegewebe einer Reflexzone die Durchblutung, den Stoffwechsel und alle möglichen Immunaktivitäten erhöht.

Wenn sich die Druck- und Säure/Basenverhältnisse in einer Gelose (Störfeld) normalisiert haben, richten sich die geformten und ungeformten Elemente der Basis des Lebens, das ungeformte und geformte Mesenchym (Hauss), in die für normale Stoffwechselvorgänge vorteilhaftesten

"Clusterformationen" aus. Das sind plastische, aber quasikristalline, bipolare Strukturen, welche aufgrund ihrer elektrischen Ladungsverteilung geeignet sind, Informationen zu speichern (Wassercluster bei 37° C) und weiterzugeben, seien es elektromagnetische Felder der Reizleitung (Athenstaedt) und der Zellwandpolarisierung oder Photonenfelder aus dem Innern des Zellkernes (Popp).

Aus dieser Schau bedeutet das Schröpfen gerade in der modernen Arztpraxis eine unabdingbare, bios-logische Basisbehandlung und nicht etwa ein blutiges Relikt aus grauer, kruder Vorzeit. Forschungen über molekulare Physik und über Hämorheologie haben diese an sich uralte Therapie aus dem Bereich ausschließlicher Empirik in die höhere Ebene der naturwissenschaftlichen Erkenntnisse geführt und in das philosophisch-naturwissenschaftliche Weltbild des 20. Jahrhunderts eingefügt.

Schloß Lindach 2
Württemberg/Schwäbisch Gmünd,
im Januar 1999

Dr. med. Johann Abele

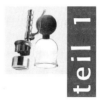

1 Geschichtlicher Rückblick

Sobald der Mensch begann, sich seines Körpers bewußt zu werden und über sich selbst nachzudenken, versuchte er, das, was ihn bedrückte – das Üble –, aus sich herauszuschaffen. Wenn dieses Üble sich als eine Art Verhärtung an der Körperoberfläche (Furunkel, Schwellung, schmerzhafte Entzündung) geäußert hatte, so lag nichts näher, als an dieser Stelle einfach eine Öffnung zu machen, um dem Üblen einen Ausweg zu bahnen. In der Tat entdeckten Historiker hierfür Beispiele in der frühesten Heilkunst der Menschheit, und heute noch kann man bei Völkern, die sich auf dem Niveau der Steinzeitmenschen befinden, die gleichen Anschauungen und Sitten antreffen.

Die Beobachtung, daß beim Öffnen offenbar veränderter, schmerzhafter Stellen am Körper eine Linderung – oder Heilung – mancher Beschwerden zu erzielen war, führte zu immer verfeinerteren Praktiken. Zuallererst wurde wohl das Steinmesser zum Einritzen (Skarifikation) und der Mund zum Saugen verwendet. Später ersetzte man den Mund durch hohle Tierhörner, die man durch Saugen evakuierte, durch hohle Kalebassen und noch später durch Glaskugeln oder künstliche metallene Kombinationsinstrumente (mechanische Blutegel).

Das erste, historisch gut belegbare Zeugnis für die ärztliche Verwendung der Schröpfköpfe fand sich als Emblem auf einem Arztsiegel aus der Zeit um 3300 v. Chr. in Mesopotamien. In der alten Welt kannte und benutzte man die Methode umfassend: so in Ägypten (Veterinärpapyrus 2200 v. Chr.), Indien (Ayurveda). In Griechenland hieß der Gott des Schröpfens Telesphorus und war ein Sohn des Asklepios. Der Schröpfkopf galt dort geradezu als Wahrzeichen bekannter Ärzte, und man mag daran die Bedeutung erkennen, welche man dieser Methode beimaß.

Hippokrates gab eine detaillierte Anweisung zum Schröpfen und eine theoretische Begründung des Verfahrens heraus.

Zu Zeiten Celsus (30 vor bis 38 n. Chr.) lag in Italien die Schröpfkunst in den Händen heilkundiger Laien. Man

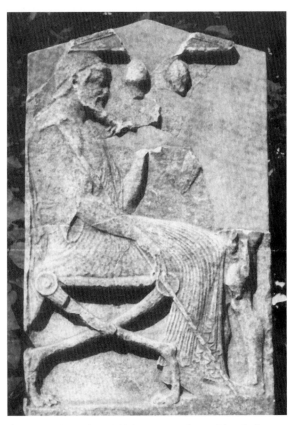

Abb. 2: Das Grabrelief eines griechischen Arztes aus dem 5. Jahrh. v. Chr. im Basler Antikenmuseum. Es ist möglicherweise die erste Darstellung eines Arztes mit medizinischen Insignien und Berufswerkzeugen, den Schröpfköpfen.

1 Geschichtlicher Rückblick | 23

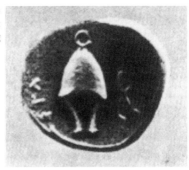

Abb. 3: Eines der typischen Arztsiegel derselben Zeit: Zange und Schröpfwerkzeug

verwendete die Saugglocken sowohl bei lokalen Eiterungen wie auch bei Blutanstau. Galenus hebt dann die Wirkung der Schröpfung auf entfernt vom Schröpfort liegende Körperabschnitte hervor. Arabische Ärzte wie Abul Kasim und Avicenna beschrieben das Schröpfen, wie später die berühmtesten Ärzte der *Schulen von Salerno oder Bologna*. Allerdings wurde das „blutige Handwerk" schon damals in die Hände von Badern und Feldscheren delegiert. Sie haben dann später durch Übermaß und alleinige Verwendung der Methode diesen Zweig des Heilwesens in Verruf gebracht. Selbst Paracelsus (1493–1541) stand dem Schröpfen nicht mehr sehr positiv gegenüber, wenngleich von ihm der berühmte Satz geprägt wurde, auf den sich die folgenden Generationen schröpfkundiger Therapeuten bis heute berufen: „Wo die Natur einen Schmerz erzeugt, da hat sie schädliche Stoffe angehäuft und will sie ausleeren. Ist die Natur nicht imstande, diesen Vorsatz selbst auszuführen, muß der Arzt eine künstliche Öffnung direkt an der kranken Stelle machen und so Schmerz und Krankheit rasch heilen."

Im 16. Jahrhundert erlebte die blutige Schröpfkunst dann wieder einen respektablen Aufschwung auch bei

Ärzten. Fallopio, Vidius, Dalla Croce in Italien widmeten ihr ganze Kapitel in ihren Büchern, und wir finden ihre Anwendung in Frankreich ebenso wie in England und Deutschland. Aus der Reihe der Befürworter im 18. und 19. Jahrhundert ragt Christoph Wilhelm Hufeland hervor, der das Schröpfen ein „sehr wirksames, jetzt zu sehr vernachlässigtes Hautreinigungsmittel" nennt, dessen Wirkung „teils in der Entfernung stockender und krankhafter Säfte zu liegen scheint". Er behandelte damit Krankheiten der Augen, der Ohren, die Pleuritis, die Perikarditis, die Angina, die Hepatitis, den Lumbago sowie verschiedene andere. Allerdings muß auch damals noch in Laienkreisen die Methode übertrieben worden sein, da wir von Freytag aus dem Jahre 1859 folgendes Zeugnis lesen: „Hierbei muß man sich aber hoch verwundern, daß sie das Schröpfen dermaßen mißbrauchen, denn es will Jedermann Schröpfen und sie vermeinen meistenteils, sie hätten nit gebadet, wenn sie nit voll Hörnlein wie ein Igel hängen."

Im 19. und 20. Jahrhundert war das Schröpfen überall in der alten Welt verbreitet. Aus Finnland berichtet Alexis Kivi in seinem köstlichen Buch von den „sieben Brüdern" über das Schröpfen mit Kuhhörnern nach dem Saunabade. Heimkehrer aus den Rußland-Feldzügen erzählen, daß diese Methode dort von den einheimischen Ärzten und Heilkundigen oft eingesetzt wurde, wenn andere Mittel nicht vorhanden waren, und ich selbst habe noch von der verstorbenen Gräfin zu Langenburg erfahren, daß ihr Bruder, König Paul von Griechenland, bei Bronchitis und Pneumonie öfter von seinen Leibärzten geschröpft worden sei. Eine umfassende und ganz ausgezeichnete Übersicht mit vielen Textanführungen bietet das kleine Büchlein, welches Bachmann und Pecker 1952 im Karl F. Haug Verlag unter dem Titel „Die Schröpfkopfbehandlung" herausgegeben haben.

Im späten 19. und 20. Jahrhundert geriet dann diese Methode fast ausschließlich in die Hände von Laientherapeuten. Man kann dies nur dadurch erklären, daß das Aufkommen der klinisch-chemischen Forschung das Augenmerk von der „Selbstheilung der Natur" ablenkte und zu den wahrhaft erstaunlichen Möglichkeiten hinzog, Heilungs- und Vergiftungsvorgänge im Körper des Menschen künstlich steuern und beeinflussen zu können. Erst Bernhard Aschner, der geniale Wiederentdecker alter Heilmethoden, verwies 1928 in seinem Buch „Die Krise der Medizin" seine Kollegen erneut auf die Bedeutung der alten Säftelehre und damit auf die nicht zu übertreffende Wirkung der Heilmethoden, die an diesem Säftestrom einsetzen. Die Krise der Medizin hält bis heute an, und wir stehen mitten im Umbruch des therapeutischen Denkens. Immer mehr schält sich heraus, daß der Mensch, wenn er eingreift, diese Eingriffe gegen eine Vielzahl ihm unbekannter, lebensnotwendiger Regelkreisvernetzungen vornimmt und später, oft zu spät erkennt, daß sein steuerndes Vorgehen eine Bahn der Zerstörung durch die natürlich ablaufenden Prozesse geschlagen hat. Inmitten einer durch ihn veränderten, an Lebendigem dezimierten Welt, deren Selbstregulation erschöpft zu sein scheint, bemerkt die heute offizielle Medizin noch immer nicht, daß sie im kleinen Bereich der Natur – dem menschlichen Körper – dieselben Verheerungen anstellt, wie es die industrialisierte Menschheit auf der Welt im Großen vollbringt; auf einer Welt, auf der sie doch fröhlich weiterleben und nicht nur in künstlich abgeschlossenen Kompartiments existieren möchte. Für den wahren Arzt ist es daher notwendig, im *Großen das Beschränkte* und im *Kleinen das Universelle* zu erkennen und hier wie dort nicht einseitig, kurzsichtig und nur für den Augenblick opportun zu handeln. Medizin muß als Dienst an den von der Natur und von Gott vorgegebenen

Gesetzen betrachtet werden, nicht als Tummelplatz von allem nur erdenklich Machbaren. Bernhard Aschner schwebte vor, daß Heilkunst und Medizin sich wieder vereinen. Damit steht er am Beginn einer möglichen Wende in der Krise.

2 Der Rücken als diagnostisches Arbeitsfeld

Die meisten und vor allem die wichtigsten Schröpforte befinden sich am Rücken des Patienten, in einer Ordnung, welche schon in frühesten Zeiten wohl bekannt gewesen ist. Der Rücken eines Kranken bietet der tastenden Hand des Arztes (Cheiros = Hand / Chiron = Lehrer des ersten Arztes, nämlich des Asklepios) ganz auffällige Zeichen.

Über den Rücken ziehen die Trennungslinien der uns westlichen Ärzten bekannten Quersegmentierung des Körpers, der zentralnervösen. Aus der langen Reihe der Ärzte und Forscher, welche sich mit diesen befaßt haben, muß man folgende Namen kennen: Weihe 1883, Head und McKenzie 1889, McKenzie 1889, Abrams 1910, von Staa und Hansen 1938, von Puttkamer 1947. Die Jahreszahlen beziehen sich auf die Hauptveröffentlichungen, und eine gute Zusammenfassung finden wir bei von Puttkamer. Kellner und Pischinger sowie die im Vorwort genannten Schadé, Löwenstein, Kanno und Kibler, in jüngster Zeit Heine, Hauss, Popp und Altenstaedt, erbrachten in ihren Arbeiten den lückenlosen Beweis dafür, wie Reize von außen nach innen und umgekehrt transportiert werden. Eine gute Zusammenstellung gibt das Buch von E. Mink (s. Literaturverzeichnis).

Aber es ziehen desgleichen auch andere Trennungslinien über den Rücken, zum Beispiel die Linien der Akupunkturheilkunde und jene, welche der Amerikaner Dr. med. Fitzgerald beschrieben hat. Kenntnisse hiervon soll er indianischem Volkswissen entnommen haben.

Die Akupunkturlinien (Meridiane) sind die gedachten Verbindungen morphologisch auffälliger Punkteketten in Haut und Unterhaut, welche bei Erkrankungen eines Regelbezirkes im Körper immer gleichartig auftreten. Die Meridiane teilen den Körper in senkrechte Funktionseinheiten

(Körpersegmente) ein, welche der Systematiker Professor Porkert „orbes" nennt. Einem „orbis" teilt er auch eine zugehörige psychische Facette zu, z. B. entspricht dem Herzorbis die psychische Qualität Angst und Freude.

Die Fitzgeraldschen Linien teilen den Organismus ebenfalls senkrecht in 10 Funktionseinheiten ein, die aber mit den Akupunkturmeridianen wahrscheinlich nur Überschneidungen gemeinsam haben.

Westlichen Ärzten ist seit Head und McKenzie bekannt, daß bei Krankheiten innerer Organe spezifische triggerpoints (Irritationszonen) in der *queren Segmentation* des Körpers – und da vor allem paravertebral gelegen – auftreten. Man nennt sie Maximalpunkte in den Head-McKenzie-Zonen (Abb. 4).

Maximalpunkte der *Längssegmentation* des Körpers finden wir z. B. an den Fußsohlen (Zonen nach Ingham/Marquardt), dem Schädel (Schädelakupunktur), den Zähnen (Kramer) und auf dem Harnblasenmeridian der Akupunkturlehre (Yu-Punkte) (Abb. 5–8).

Neben diesen einigermaßen erforschten Bahnen energetischer Regelkreise, welche das Zusammenspiel aller Körperbezirke ordnen sowie den Organismus in die Umwelt einbinden, gibt es noch viele feinere, ziemlich unerforschte wie das Immun- und Zytokinsystem und das der holistischen Informationskreise.

Es ist logisch, daß bei Erkrankungen eines Körperbezirkes Triggerpunkte aller Regelsysteme, welche diesen Bezirk überwachen, gleichermaßen zu Alarmpunkten werden. Ebenso logisch ist es, daß die richtige Therapie an *einem* kybernetischen System die Alarmpunkte an den anderen auslöschen kann. Die Schröpforte am Rücken stellen sich als Alarmpunkte dar, die an Schnittstellen der queren und der längssegmentierten kybernetischen Überwachung des Körpers liegen. Da die Natur keine Einbahnstraßen kennt,

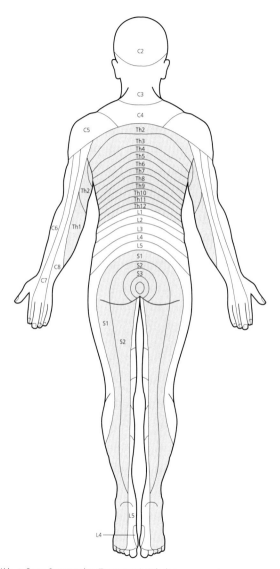

Abb. 4: Quere Segmentation (Dermatome): Spinalnervensegmente

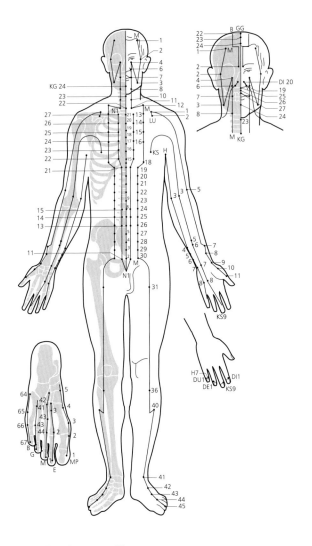

Abb. 5: Akupunktur-Längsmeridiane

2 Der Rücken als diagnostisches Arbeitsfeld | 31

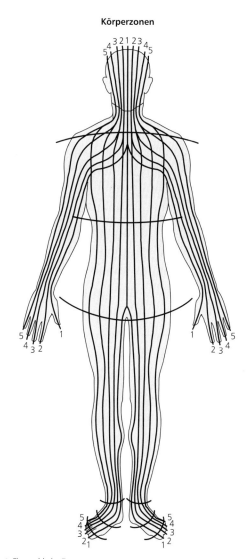

Abb. 6: Fitzgeraldsche Zonen

32 | Der Rücken als diagnostisches Arbeitsfeld 2

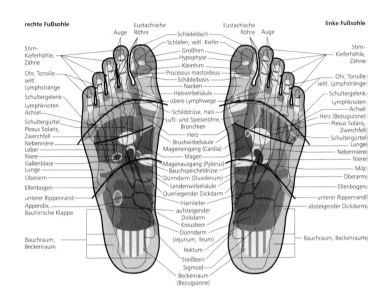

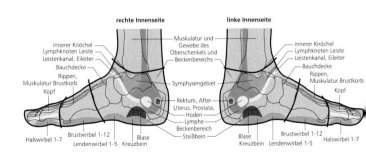

Abb. 7a: Fußsohlen als Endpunkte der Fitzgeraldschen Zonen

2 Der Rücken als diagnostisches Arbeitsfeld | 33

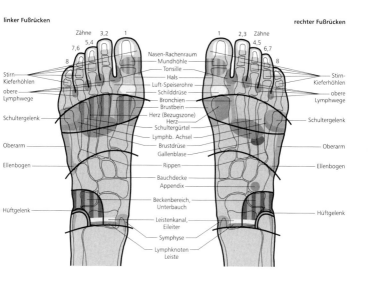

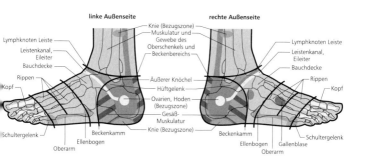

Abb. 7b: Fußsohlen als Endpunkte der Fitzgeraldschen Zonen

34 | Der Rücken als diagnostisches Arbeitsfeld 2

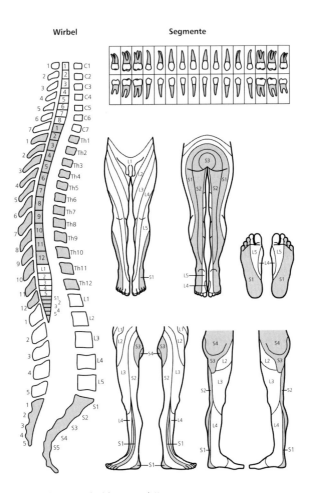

Abb. 8: Zahn-Segmentbeziehungen nach Kramer

2 Der Rücken als diagnostisches Arbeitsfeld

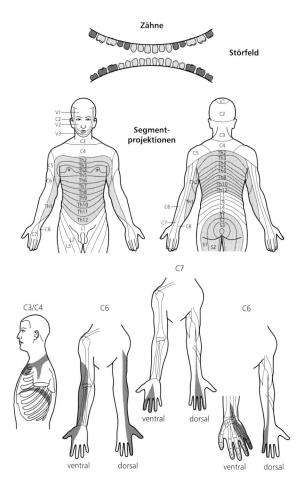

Abb. 8: Zahn-Segmentbeziehungen nach Kramer

bedeuten die **Triggerpunkte gleichzeitig Orte der Diagnostik wie auch Orte der Therapie**. Sie haben ambivalente Qualitäten.

Triggerpunkte werden auffällig bei

- Angeborener Leistungsschwäche mancher Regelsysteme oder Orbes. Wir nennen sie „Konstitution" und können diese unmittelbar am Rücken ablesen.
- Die Lebensweise manches Patienten führt zu Regelkreisüberlastungen, wie z. B. der Übersäuerung im Bindegewebe, und später zu Schäden im Stoffwechsel des darin namenführenden Organes. So ist z. B. der Orbis hepatis die Konstitution Galle/Leber, und je nach Dauer der schädlichen Einwirkung treten Spätfolgen in Galle- und Leberzellen auf.

    Auch hier können wir bereits vor dem Entstehen eines größeren Schadens die zunehmende Belastung des Körpers durch Betasten der bindegeweblichen Reflexzonen erkennen und sie dem Patienten offenbaren.
- Wir kennen heute die neurophysiologisch enge Verknüpfung von Zwischenhirn (Thalamus-Hypothalamus) mit inneren Organen und beobachten, wie auf dem Boden neuro-vegetativer Störungen (Streß) zunächst langsam organische Schäden auftreten. Auch in diesem Fall verkünden uns die bereits im frühesten Stadium derartiger Erkrankungen gestörten Reflexzonen die inneren Zusammenhänge, wenn nämlich noch kein „Befund", sondern lediglich das gestörte „Befinden" des Patienten vorliegt.

Wir können also am Rücken sozusagen erkennen, welcher Art das psychotherapeutische Vorgehen sein kann, wenn wir uns der „orbes"-Zusammenhänge Porkerts und der eleganten Seele-Körper-Übersicht des HNO-Arztes Gleditsch erinnern.

Der Körper drückt seine Leiden in einer so reich differenzierten Sprache aus, wie dies die im Reagenzglas zu findenden Bruchstücke abgestorbener Organzellen niemals vermögen. Der Untersucher, welcher diese Zeichen zu deuten weiß, die unser innerer Arzt – der Archäus des Paracelsus – Augen und Fingern hinsetzt, wird eine Erkrankung bereits im Entstehen behandeln und vernichten können.

„Was wir mit dem Röntgenapparat gewonnen haben, das haben wir aus den Fingerspitzen verloren." Diesem markanten Satz August Biers – in unserem Jahrhundert wohl einer der berühmtesten Chirurgen und gleichzeitig ein Verfechter der natürlichen Lebensordnung – soll noch ein zweiter zugefügt werden: „Je mehr die Medizin sich vom Krankenbett entfernt, desto mehr erstarrt sie im Dogmatismus."

Die diagnostischen Ergebnisse beim Studium von Reflexzonen kann man freilich nur mit qualitativen, höchstens halb-quantitativen Laboranalysen vergleichen. Man erhält aus ihnen jedoch nicht eine statische Wertung der Erkrankung eines Organismus, sondern eine höchst fesselnde, dynamisch-kausale, dem Fließgleichgewicht des Organismus angemessene. Der Körper spricht gleichsam zum Arzt: „Im Augenblick befindet sich das Maximum meiner Gesundheitsstörung in diesem oder jenem Regelkreis und Organabschnitt und kann durch Eingriff an der entsprechenden Reflexzone in diesem Augenblick auch dort am besten beeinflußt werden."

Wer viele Jahre lang oder gar über Jahrzehnte die Rücken seiner Patienten beobachtet, wird merken, daß mit zunehmendem Alter oder zunehmender Allgemeinbelastung sich eine Änderung im Zonenbild einschleicht.

Diese Änderung tritt nicht nur deshalb auf, weil der Patient vielleicht im Laufe dieser Jahre über verschiedenartige Leiden klagt, sondern weil der Körper mit anderen

Erscheinungen auf immer gleiche von außen oder innen kommende Störungen reagiert; weil also diese Störungen in andere energetische Abschnitte (Regelkreise) fallen und dort verarbeitet werden. So kann er z. B. in der Jugend mit der Galle (explosiv) reagieren und im Alter mit erschöpfter Pankreas (resignativ) erkranken.

3 Topographie der Rückenmaximalzonen

(siehe Abb. 64, S. U3)

Betasten wir den Rücken eines Gesunden, so finden wir nirgends schmerzhafte Gelosen, Härten, schlaffe, tote Stellen oder sulzige Einsenkungen über Spinalfortsätzen. Anders beim Kranken.

Härten und Gelosen über den Musculi supraspinati und im oberen Anteil des Musculus trapezius sowie dem dortigen Bindegewebe deuten mit Sicherheit auf chronische oder exazerbierte Entzündungsprozesse im Rachenbereich hin, seien das Tonsillen, Nebenhöhlen, Waldaierscher Rachenring, Zähne, Parodontium, Mastoid, Mittelohr. Diese Schulterzonen deuten auf den Herd, selbst wenn dieser mangels anderer Beweise nur schwer zu finden ist. Mit bioelektrischen Meßgeräten kann man ihn immer offenbaren.

Zu zwei Dritteln sind die Tonsillen die Verursacher solcher Herde, und dies gerade dann, wenn sie klein und unscheinbar aussehen. Saugt man Sekret aus ihnen (roedern) und kultiviert dies anschließend auf Nährböden, kann man bakteriologisch nachprüfen, daß in diesen ausgebrannten Ruinen einstiger Abwehrorgane die hartnäckigsten Erreger wie Plaut-Vincent oder hämolysierende Staphylokokken und Streptokokken nisten.

Die Härten in den oben beschriebenen Rückenpartien kann man für unterschiedlichste Erkrankungen verantwortlich machen, so zum Beispiel für die nächtlichen Armparästhesien, das Anschwellen der Finger morgens, die Omarthritiden und Brachioneuritiden, für den Tennisellenbogen und für Schmerzen, die in den Nacken und zum Hinterhaupt ausstrahlen. Werden solche Härten nicht behandelt, so kann eine chronische Tonsillitis oder eine Nasennebenhöhlenentzündung nie ausheilen.

Weiter kranial, im Bereich des Nackens (Segment C 4) finden sich nicht selten Härten, die entweder Ausdruck einer Wirbelkörperblockade sind oder Neben-Reflexzonen für Unstimmigkeiten der Nieren-, Magen-, Galle- und Leberfunktion.

Sitzt auf der linken Schulter isoliert eine Muskel-Bindegewebshärte, manchmal die Schulter erhöhend wie ein Rucksack, so deutet dies auf ein chronisch gepeitschtes Herz hin. Streß, Hyperthyreose, chronischer Hochdruck, aber auch fokale Extrasystolie sind in diesem Falle die Ursachen. Bei der Myokarddilatation wegen Klappenfehler oder wegen Altersherz finden wir den „Herzbuckel" kaum.

Um den 7. Halswirbel sieht man oft eine sulzige Erhebung, den „Hormonbuckel". Man findet ihn im Zusammenhang mit hormonellen Störungen. Oft handelt es sich um den Ausdruck einer hypophysären Adipositas, um hormonelle Wasserretention, um Diabetes mellitus, ovarielle Unterfunktion, und zwar um sekundär oder primär entstandene, sowie auch um nephrogene Hypertonie. Eine kleine, isolierte Härte rechts neben dem Prominens kann auf ein Myom hinweisen.

Kaudal an die Herzzone, auf der linken Seite des Rückens, fügt sich langgestreckt die Zone für den Magen und die Bauchspeicheldrüse an. Bei chronischer Gastritis und Ulkus ist sie deutlich druckschmerzhaft. Es können in ihr kleinere, isolierte Gelosen besonders druckdolent sein. Diese sitzen beispielsweise an speziellen Akupunkturpunkten der beiden Blasenmeridiane und können dann sogenannte Zustimmungspunkte für Herz, Lunge oder Kreislauf sein. Beim Astheniker, der eine Gastroptose neben allgemeiner Säfteschwäche aufweist, sprechen wir von einem „Magental", wenn die Zone unter dem tastenden Finger wie tot wirkt, leer und eingesenkt und ohne Tonus ist. Diese Patienten klagen über Magenvölle, Rülpsen, Kloß im Bauch, Sackgefühl im Hypogastrikum, sie sind nervös und geraten in ausweglose Situationen. Es fehlt ihnen die Schaffensfreude. Ein Großteil der sogenannten vegetativ-dystonen Patienten rekrutiert sich aus solchen „Magenschwächlingen".

Im Bereich der Magenzone finden sich, wie oben angegeben, bei fehlender Magenanamnese schmerzhafte Gelosen über den Musculi infraspinati und teres major und im unteren trapezius. Sie liegen im Verlauf von Interkostalnerven. An ihrem Ursprung tastet man über Spinalfortsätzen sulzige Einsenkungen. Die schmerzhaften Interkostalnerven kann man leicht mit dem Finger tastend bis über die vordere Axillarlinie hinaus verfolgen, genau bis zu dem Punkt hin, an welchem solche Patienten Beschwerden äußern. Dies sind meist Schmerzen in der Brust – bei Frauen in den Brüsten –, die als Herzschmerzen oder gar als beginnende Neubildungen fehlgedeutet werden. Meist müssen die beklagenswerten Patienten alle möglichen herz- und herzkranzgefäßwirksamen Arzneimittel oder gar Psychopharmaka einnehmen, ehe man ihnen eine fehlende Herzkrankheit bescheinigt. Auch das sogenannte Tietze-Syndrom finden wir nur im Zusammenhang mit solchen Gelosen.

Innerhalb des „Magentals" sehen und tasten wir heutzutage immer häufiger eine derbe Gelose. Sie entspricht der gegenüberliegenden Gallenzone und ist gegen sie oft um eine oder zwei Wirbelhöhen nach kaudal verschoben: die Pankreaszone. Während sie früher nur bei Entzündungen oder bei nutritiver Überlastung sowie Diabetes mellitus auffiel, kann sie heute auch als gesichertes Indiz für Nahrungsmittelunverträglichkeit im Rahmen der klinischen Ökologie (Randolph) angesehen werden (Allergiezone).

Etwa in der Höhe des 3. und 4. Brustwirbels, drei bis vier Querfinger neben der Wirbelsäule, findet man bei Patienten mit Rechtsherzbelastung – also bei Stauungen im kleinen Kreislauf – zwei äußerst schmerzhafte und hyperämische Gelosen. Sie sitzen an der Stelle, welche die Chinesen das „Tor des Windes" nennen. Nicht selten findet sich eine erhebliche sulzige Stelle über dem Processus spinalis der dazwischenliegenden Wirbel. Die Patienten klagen dann über das Gefühl, nicht richtig durchatmen zu können, oder über Schmerzen, die dolchartig von hinten nach vorne ausstrahlen. Druck auf dem Brustbein, manchmal dort brennende Schmerzen oder Schmerzen beim Schlucken mit gleichzeitigem Speiseröhrenkloß lassen sich ebenfalls auf die gelotischen Zonen im Bereich „Tor des Windes" zurückführen.

Kaudal der Spina scapulae rechts tastet man heutzutage bei den meisten Menschen eine schmerzhafte Gelose: das Gallensegment. Es ist der Punkt, den man bei Gallenkoliken „bis ins Schulterblatt ausstrahlend" angibt. Bei allen Gallenstauungen, auch den hepatitischen Abflußstörungen, bei der Fettleber, bei der Zirrhose, bei akuten Fettdyspepsien, aber auch bei allgemeiner Plethora und bei der kardialen Leberstauung imponiert dieser Punkt als besonders druckschmerzhafte und blutüberfüllte Gelose. Manche Oberbauchbeschwerden kann man mit einem Griff auf diese Zone abklären. So manches vermutete Ulcus duodeni oder manche vermutete Pankreatitis entpuppt sich dabei als funktionelle Gallenstauung. Im Verein mit einer störenden Bauchnarbe nach Cholezystektomie finden wir diese Zone auch als Ausdruck des Postcholezystektomiesyndroms.

Weiter kaudal schließt sich an die beschriebene Gallenzone das Lebersegment an. Man tastet es als gering sulzig indurierten Bindegewebsstreifen rechts paravertebral, meist im Bereich des 2. Blasenmeridians. Dieser Streifen kann sich jedoch enorm vergrößern, so daß wir bei chronisch Leberkranken mit ihren verwirrenden Angaben multipler Beschwerden dort eine Ausbuckelung des knöchernen

Thorax nach rechts finden, die manchmal groteske Formen erreichen kann.

Schwer läßt sich ein Skoliosebuckel dann von einem Leberbuckel unterscheiden. Gute und unablässige Behandlung dieser Zone vermag jedoch diesen Buckel zum Verschwinden zu bringen und beweist gleichsam die Wirksamkeit einer Therapie über den Rücken. Bei Migränepatienten, deren pathologischer Energieablauf in den chinesischen Meridianen Leber und Galle zu finden ist, treten Leberzone und Gallenzone meist gemeinsam auf.

Da alle bisher genannten Zonen Organe repräsentieren, welche bei seelischen Belastungen heftig mitreagieren, sehen wir eine schildkrötenpanzerartige Härte der Schultergürtelgegend bis hinab zur Leber/Pankreaszone stets bei der Depression. Bei akuter, reaktiver Depression tastet er sich nicht „geschlossen", bei langandauernder oder genuiner aber „dicht verhärtet". *Die resignative Laus läuft über die Leber. – Die Galle kocht! – Der Magen frißt Kummer und Ärger in sich hinein. – Die Pankreas grübelt, rechnet, zählt und sorgt sich unaufhörlich. – Das Herz bleibt vor Angst und Schreck fast stehen oder es rast vor Freude. Man trägt sein Schicksal mit eingezogenem Nacken und schleppt es mit den Schultern wie ein Wasserträger die Eimer (Wasserträgerschultern bei Depression).*

Hypothalamus, Hypophyse, Schilddrüse und Ovarien halten den „Hormonbuckel" besetzt. Er liegt im berühmtberüchtigten Segment C 3/4, einer Zone, die von allen anderen Segmenten stets mitinformiert wird, bis hinab zu S 2–4 (Sigmoid und Ureter).

Schon Head schrieb, daß alle Viszera die Möglichkeit besäßen, in dreifacher Weise zu reflektieren: ins eigene Segment, nach C 3/4 und in die Trigeminuszonen. Andere Autoren bis hin zu Bergsmann bestätigen dies. In Wahrheit findet man natürlich ein Hologramm des Ganzen in jeder Körperzelle und viele Piktogramme des Ganzen an den Oberflächen, so an der Hand, dem Fuß, der Ohrmuschel, der Zunge u. a. m.

Im Segment TH 9, also in Höhe der 12. Rippe und darunter, finden sich bei erstaunlich vielen Personen zwei kinderfaustgroße, sehr druckdolente Gelosen, die oft nach kaudal fast bis zum Beckenknochen ausgezogen sind. Die zumeist angegebenen Beschwerden bei einem solchen Rückenbefund finden wir wiederum in der „Kiste der vegetativen Dystonie". Es handelt sich um nächtliches Schwitzen, morgendliches Aufwachen mit Druck im Kopf oder um Aufwachen mit Migräne, deren Schmerz den Schädel auseinanderdrängt. Aber auch die bleierne Müdigkeit am Morgen, die oft mit Augenbrennen oder Augentränen und Unterlidödemen einhergeht, gehört zu häufig geklagten Beschwerden solcher Patienten. Daneben finden wir Sehstörungen, ohne daß der Facharzt einen faßbaren Befund erheben könnte, eiskalte Füße und eiskalte Knie sowie das Gefühl der Eiseskälte am Rücken.

Frauen klagen zusätzlich über Dysmenorrhö, über Fluor genitalis oder über unregelmäßige Wasserausscheidungen: An manchen Tagen werde im ganzen Körper Wasser angestaut, an anderen Tagen wiederum käme es zu Ausscheidungen großer Mengen klaren Wassers. Alles deutet auf ein Nierenleiden hin, aber leider kann man diese Diagnose „Nierenerkrankung" fast nie durch Ergebnisse untermauern, die man mittels Röntgenapparat oder Laborchemie zu gewinnen gewohnt ist. Nur die Isotopenuntersuchung, das Rheogramm sowie der diskret erhöhte Blutdruck bieten manchmal einen Hinweis auf Nierenfunktionsstörungen. In diesen Fällen müssen die deutliche Anamnese und der am Rücken zu tastende Fingerzeig der Natur mit Ehrfurcht anerkannt werden. Die an der Reflexzone angesetzte Therapie (Schröpfung), eine homöopathische Behandlung oder die einfache Umstellung der Kost beweisen durch ihre Wirksamkeit die richtige Diagnose. Es handelt sich nämlich um eine Funktionsschwäche im harnbereitenden Gewebe, die immer mit einer Spastik im Bereich der Glomerula einhergeht.

Findet man zusätzlich zu den Nierengelosen im oberen Glutäusanteil erbsen- bis bohnengroße harte Knoten, so ist die Diagnose „Gicht" mit den dazugehörigen serologischen Befunden so gut wie sicher.

Im Zusammenhang mit den beschriebenen Gelosen in TH 9 sind besonders die schon weiter oben geschilderten Nebenzonen im Bereich C 4 im Nacken zu erwähnen. Bei der sogenannten „Nierenmigräne", die über den Akupunkturmeridianen Niere und Blase abläuft, sowie beim Glaucoma verum sind sie immer vorhanden.

Die Zone kann jedoch auch auffallend leer sein. Dies deutet auf eine Schwäche der Nebennierenfunktion hin. Hierbei ist fast stets der Wirbel TH 12 oder L 1 blockiert und schmerzt auf Druck. Bei Streßhypertonie liegen öfter gleiche Befunde vor.

In der Nierenhauptzone tastet man bei Ulcera ventriculi (links) et duodeni (rechts) zwei erbsengroße, heftig druckschmerzhafte, tiefsitzende Gelöschen, die Boas-Punkte. Man kann an ihrer unterschiedlichen Druckschmerzhaftigkeit auch eine Gastritis von der Duodenitis unterscheiden.

Hier scheint die Natur uns ein Kuckucksei ins differente Bild der Reflexzonen gelegt zu haben: zwei so unterschiedliche Organe in einer? Was sagt uns die Funktion beider Organe dazu!

Die Hauptfunktion der Niere besteht darin, mittels des Enzyms *Carboanhydrase* in den Nierentubuli die an Natron gebundenen Gewebs- bzw. Blutserum-Säuren abzuspalten und als sauer werdenden Vorharn auszuscheiden. Natrium wird als basische Puffersubstanz ins Blut rückresorbiert.

Die Belegzellen des Magens spalten mit eben demselben Enzym das Blut-Kochsalz zu Natrium- und Chlorionen. Auch hier wird das Natrium in die Magenvenen rückresorbiert und dient als Puffersubstanz zur Titrierung von Gewebesäuren. Die Chlorionen werden mit Wasserstoffionen gekoppelt und als HCL (sauer) ausgeschieden. Die gleichartige Doppelfunktion beider Organe ergibt die natürliche Basen/Säure-Regulierung des Organismus (Kern) und ist sicherlich genau abgestimmt.

Auch die Ovarien haben ihre Zonen. Sie liegen direkt kranial und paravertebral über dem Sakroiliakalgelenk. Bei der Dysmenorrhö, der Beckenplethora, bei Adnexitiden sind sie stark betont. Im Klimakterium finden wir sie bei Hitzestauungen, bei dem merkwürdigen Gefühl, daß die Gebärmutter oder die Harnblase nach unten durch den Beckenboden durchdrücke, und natürlich finden wir sie auch kurz vor Eintritt der Menses. Treten diese Gelosen einseitig auf, sind sie oft schlecht abgrenzbar von solchen, welche wir bei Ischialgie finden, oder von anderen, die bei einseitigen Phlebostasen oder Phlebitiden der Beine auftreten. Die Anamnese hilft uns hierbei zu unterscheiden. Auch im Zusammenhang mit den nächtlichen unruhigen Beinen, den bleischweren Waden oder dem Burning Feet-Syndrom sind diese Zonen immer vorhanden und deuten auf eine venöse Stauung im kleinen Becken hin.

Zwischen den Nierengelosen und den Ovarzonen können im Bereich des inneren oder äußeren Harnblasenmeridians vielfältige Gelosen auftreten, welche immer im Zusammenhang mit Erkrankungen des Darmes, der Hüftgelenke, der Kniegelenke und vor allem im Zusammenhang mit Wirbelgelenkblockaden und deren Folgen auftreten. Für Beschwerden im unteren Rücken ist also meist ein gestörter Darm zuständig und muß daher parallel zu einer eventuellen Schröpftherapie behandelt werden.

Selbst dem Blinddarm kann man eine konstante Stelle innerhalb der Rückensegmentzonen zuschreiben. Man suche sie gut handbreit paravertebral auf der rechten Rückenseite, indem man von der 12. Rippe nach kaudal abwärts streicht. Sie liegt auf dem 2. Blasenmeridian etwa auf halber Strecke zum Beckenkamm hin.

Bei der klimakterischen Depression sowie bei manchen Depressionsbildern, die durch schwere seelische Belastungen hervorgerufen worden sind (reaktive Depressionen), finden wir im Zusammenhang mit einem Leberbuckel oder einer Gallenzone eine äußerst druckschmerzhafte und sehr sulzig imponierende Gelose über dem Os sacrum oder über dem Processus spinosus des 5. Lendenwirbels. Auch bei dem „roten Hochdruck" fehlt sie nie.

Abgesehen von den Gelosen, die bei Organleiden als Ausdruck der Reflexbeziehungen (kuti-viszeral-Reflexe/viszero-kutan-Reflexe) auftreten, finden sich natürlich im Bereich des Rückens Gelosen und veränderte Zonen auch dann, wenn sie Ausdruck statischer Belastungsschäden des Skeletts sind. Eine Beinverkürzung, ein Beckenschiefstand oder eine Skoliose lassen im Laufe von Monaten und Jahren heftig schmerzhafte Bindegewebs-Myogelosen entstehen, die oft nichts anderes sind als der Ausdruck verkrampfter Muskelbäuche, wobei die Muskeln versuchen, die auseinanderweichenden Wirbelkörper zusammenzuhalten. In diesem Falle werden wir im Beginn solcher Erkrankungen Gelosen anscheinend wie wahllos über den Rücken verstreut beobachten. Sie liegen jedoch meist auf dem inneren oder äußeren Akupunktur-Blasenmeridian in Interkostalräumen.

Die auftretenden Schmerzen sind Interkostalnervenschmerzen. Verfolgt man mit dem tastenden Finger den Schmerz, stößt man immer auf einen höchst druckschmerzhaften Spinalfortsatz des zugehörigen Wirbels. Im weiteren Verlauf solcher Leiden – besonders dann, wenn keine entsprechende Therapie erfolgt – treten zwei Phänomene auf:

Erstens kommt es zur Bildung von „Ansatztendinitiden en suite". Wie eine Stafette geben sich die untereinander funktionell vermaschten Intervertebralmuskeln die Irritationsreize weiter und bauen ein die gesamte Wirbelsäule auf- oder absteigendes Gelosensystem auf (siehe auch das Beispiel von Schönberger auf S. 93).

Zweitens verschieben sich solche Gelosen dann in Richtung auf Organzonen. Haben sie sich einmal dort etabliert, so irritieren sie permanent die zugehörigen Viszeraläste der Spinalnerven. Der Irritationsreiz durchzieht langsam den ganzen „orbis", verursacht zunächst Stoffwechselstörungen im Bindegewebe und schließlich Organzellschäden. Diese Dynamik im Auftauchen und Verschieben von Gelosen kann jeder Arzt im Verlauf mehrerer Jahre oder besser im Verlauf von Jahrzehnten an einem entsprechenden Patienten studieren. Man erkennt deutlich, daß die Reflexzonen das Spiegelbild der *Dynamik im Körper ablaufender Vorgänge* sind.

Man kann sich dies am besten an Bildern vergegenwärtigen, welche nach Forschungen von Hauss (UMR I bis III) (Abb. 9, Tabelle 1) und Heine (Abb. 10) gezeichnet worden sind.

3 Topographie der Rückenmaximalzonen

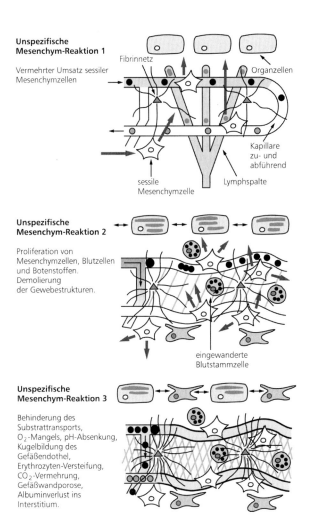

Unspezifische Mesenchym-Reaktion 1

Vermehrter Umsatz sessiler Mesenchymzellen

Fibrinnetz
Organzellen
Kapillare zu- und abführend
sessile Mesenchymzelle
Lymphspalte

Unspezifische Mesenchym-Reaktion 2

Proliferation von Mesenchymzellen, Blutzellen und Botenstoffen. Demolierung der Gewebestrukturen.

eingewanderte Blutstammzelle

Unspezifische Mesenchym-Reaktion 3

Behinderung des Substrattransports, O_2-Mangels, pH-Absenkung, Kugelbildung des Gefäßendothel, Erythrozyten-Versteifung, CO_2-Vermehrung, Gefäßwandporose, Albuminverlust ins Interstitium.

Abb. 9: Die unspezifische Mesenchym-Reaktion (UMR).

Tabelle 1: UMR–3 Stadium nach Professor Hauss (Münster)

Vorgänge der Stadien A und B plus C C)

- Behinderung des Substrattransportes
- Sauerstoffmangel
- pH-Absinken ⟶ Übersäuerung der Grundsubstanz
- Kugelbildung der Gefäßendothelien mit Porosis der Gefäßwand
- Albuminverlust ins Perivasculum
- Perivaskulöses Ödem
- Zupressen des Lymphabflusses
- Retention der Gewebeschlacken; Saurer Zellkot; Radikalenbildung

- Vermehrter Einstrom von Blutstammzellen und Zellneubildung
- Deformität der Grundsubstanz mit Auseinanderrücken der Arbeitszellen
- Stoffwechselverlangsamung im Quadrat der Entfernungszunahme

- Erythrozytenversteifung
- CO_2-Vermehrung
- Shunt Zirkulation ⟶ Sauerstoffnot
- Zelltod
- Narbiger Bindegewebsersatz

In der UMR-III sind alle Störungen der UMR-I und -II vorhanden, und es resultieren als Endzustand: Behinderung des Substrattransportes aufgrund vermehrter Einlagerungen in das Grundgewebe, seiner Gelosierung und der aufgrund der Strukturderangierung vergrößerten Transportstrecken. Der Stoffwechsel verlangsamt sich allein aufgrund des letzteren im Quadrat der Entfernungszunahme. Sauerstoffmangel. Absinken des pH. Übersäuerung und übermäßige Pufferung der Grundsubstanz. Kugelbildung der Gefäßendothelien mit Öffnen von Poren und Austritt von Albuminen ins Perivasculum, dadurch nachfolgend Wasseraustritt und Ausbildung eines perivaskulären Ödems mit dem Auftreten von Wasserkissendruck auf alle Strukturen im Bindegewebe und den darin liegenden Grundelementen der Stoffwechselsteuerung. Zupressen des Lymphabflusses. Radikalenbildung im sauren Zellkot. Vermehrter Einstrom von Blutstammzellen, Zellneubildungen. Erythrozytenversteifung in der Kapillare. CO2-Vermehrung im Gewebe. Shunt-Zirkulation in der Endstrombahn. Zelltod im enddifferenzierten Gewebe. Narbiger Bindegewebsersatz.

Von ausschlaggebender Bedeutung ist die Tatsache, daß Hauss diese Befunde an Hunderten von Tierversuchen erhoben hat. Die Versuchstiere wurden in unterschiedlichste Dauerbelastungen gesetzt – von Temperaturreizen bis zu Vergiftungen, von Verletzungen bis zu Fehlernährung, von Streß bis zur künstlichen Blutdruckerhöhung usw. Das Ergebnis war stets gleich: zunächst reagierte das Grundgewebe, und erst, wenn es mit seinen Regulationskreisen die Noxen nicht mehr austarieren konnte, erkrankten die enddifferenzierten Organzellen.

Voraussetzungen für eine gesunde Basis im Leben eines höheren Organismus sind die strukturelle und funktionelle Unverletztheit von Mikrozirkulation, Lymphabfluß und neuronaler Steuerung. Dies geschieht im Grundgewebe, dem ungeformten Bindegewebe (Pischinger, Hauss, Heine) (Abb. 10).

Durch die Kapillarwand erfolgen die wichtigsten Austauschvorgänge zwischen dem Blut und dem Extrazellularraum, aus welchem die einzelnen Zellen schöpfen (Versorgung über das Interstitium). Die Wand des Blutgefäßes muß hierfür eine intakte Durchlässigkeit aufweisen, darf nicht verletzt, zusammengedrückt oder verknickt sein, und der Flüssigkeitsstrom in ihm muß ungehindert ablaufen.

Das ungeformte Bindegewebe wird Grundsubstanz oder Transitstrecke genannt. Ihren spezifischen funktionellen Wert erreicht sie durch ihren molekularen Aufbau aus vernetzten, hochpolymeren Proteoglykanen (Vielfachzucker in Bindung mit Eiweißkomplexen, z. B. Chondroitinsulfat-A, -B, -C oder Hyaluronsäure oder Keratansulfat). Der Aufbau kann regional verschieden und auch altersabhängig qualitativ und quantitativ anders aussehen. Diese Transitstrecke funktioniert als ein Molekularsieb. In es sind faserige Elemente wie Kollagenfasern, Elastin, Retikulin

Topographie der Rückenmaximalzonen 3

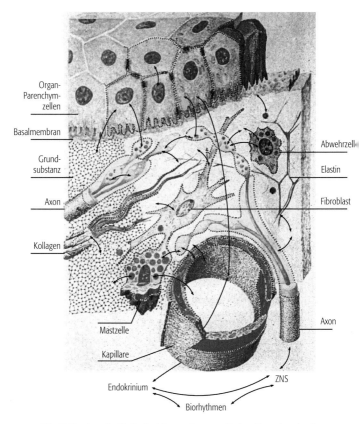

Abb. 10: Regelung der Wechselbeziehungen im unspezifischen Mesenchym (nach H. Heine). Endstrombahn und Transitstrecke.

eingelagert. Deren Aufbau und Reifung wird durch die Proteoglykane gesteuert.

Die Proteoglykane sind elektrisch negativ geladen, und daher binden sie Wassermoleküle und können einwertige Ionen wie Kalium und Natrium gegen zweiwertige wie Kalzium austauschen. Sie garantieren durch ihre Ubiquität die Isoionie und Isoosmie sowie die Isotonie in der Transitstrecke. Sie sorgen ebenfalls für einen möglichst konstanten pH-Wert durch Einlagerung oder Abgabe von Pufferionen.

Ihr Vernetzungsgrad und ihr Gleichgewicht im Auf- und Abbau bestimmen die Maschenweite des Molekularsiebes und sorgen für einen reibungslosen Austausch zwischen Endstrombahn und Zelle.

Im Mittelpunkt der Synthese der Proteoglykane steht der Fibrozyt. Er stellt keine stoffwechselarme Zelle dar, sondern ist das stoffwechselaktive Zentrum im ungeformten Bindegewebe. Er bestimmt die Struktur der Transitstrecke und die Menge der Stoffwechselumsetzungen, vermittelt oder bindet wichtige Zellbausteine, synthetisiert Proteoglykane und faserige Einlagerungen, teilt und vermehrt sich je nach Anforderungen des Stoffwechsels oder löst sich auf.

Der Abbau von Fasern erfolgt mittels Proteasen und durch Phagozytose von einwandernden Makrophagen.

4 Untersuchungstechnik des Rückens

Die Aussagen der Reflexzonen am Rücken hängen mit der richtigen Untersuchungstechnik eng zusammen. Man sucht die beschriebenen Zonen vergebens, wenn man den Rücken falsch abtastet. Andererseits springen sie bei richtiger Untersuchungstechnik geradezu unter die Finger.

Der Patient soll also so auf der Untersuchungsliege sitzen, daß seine Fersen gerade über das Fußende der Liege hinausragen. Der Untersucher setzt sich nun hinter den Patienten und fordert ihn auf, einen Katzenbuckel zu machen. Der Patient soll möglichst mit den Händen die eigenen Knöchel anfassen oder die Schultern hängen lassen. An diesem zum Flitzbogen gespannten Rücken können selbst subtile Feinheiten in größeren Zonen rasch erkannt und ertastet werden. Die Untersuchungsdauer beträgt dann bei einem geübten Arzt etwa 2 Minuten. Über die Bedeutung der Reflexzonen im einzelnen und über ihre Verknüpfungen mit anderen Zonensystemen sollen die folgenden Kapitel Auskunft geben. Es soll jedoch hier nochmals betont werden, daß die Maximalpunkte der Head-McKenzie-Zonen keineswegs allein Triggerpoints im Bereich der quersegmentalen Gliederung darstellen, sondern daß sie ebenso Triggerpoints des im Körper längssegmental verlaufenden Ordnungsgefüges repräsentieren. Aller Wahrscheinlichkeit nach sind sie Schnittpunkte beider Systeme. Es sind Bindegewebserscheinungen, welche den Zustand des Grundgewebes um die zugehörigen Organe anzeigen.

5 Definition des Schröpfvorganges

Man kennt zwei voneinander unterschiedliche Arten des Schröpfens: das trockene Schröpfen und das blutige Schröpfen.

5.1 Die Trockenschröpfung

Bei der Trockenschröpfung und der von ihr abgeleiteten Schröpfkopfmassage wird der evakuierte Schröpfkopf aufgesetzt, ohne daß man die Haut vorher anritzt. Er saugt einen Haut-Unterhautgewebeteil leicht oder stärker an. Entweder bleiben die dort aufgesetzten Schröpfköpfe so lange stehen, bis auf der bearbeiteten Stelle etwas Flüssigkeit austritt (Lymphe) oder sich die Haut unter der Schröpfglocke bläulich verfärbt (Extravasate), oder man führt mit dem Schröpfkopf eine *Saugglockenmassage* durch. Hierbei wird nach vorherigem Einölen des Rückens der trocken aufgesetzte Schröpfkopf über die Haut weitergezogen, so daß entlang einer längeren Bahn nach und nach immer mehr Extravasate auftreten, wie wir sie z. B. auch nach einer scharfen Bindegewebsmassage finden können. Es kommt dabei an gestörten Zonen zum Durchtreten von Blutkörperchen aus porös gewordenen, an Sauerstoff verarmten Kapillaren ins Perivasculum, ohne daß die Kapillaren dabei reißen (trockene Erythrozyten-Diapedes nach Zöbelein). Ihre Epithelien nehmen unter Sauerstoffnot und pH-Erniedrigung nämlich annähernd Kugelform an, ihre „Klettverschlüsse" öffnen sich, die Kapillarwand erscheint im Mikroskop „schaumig". Die Erythrozyten stehen dann in den Kapillaren im sludge (Geldrollenform), weil viel Blutwasser mit den durch die Poren ausgetretenen Albuminen mitgewandert ist (perivaskuläres Ödem) und die zurückgebliebenen Großalbumine Fangnetze für die korpuskulären Elemente im Blutstrom bilden. Bei sehr starkem Saugen oder Drücken können Kapillaren in „Fülle"-Gelosen auch reißen. Das Reißen der Äderchen wird begünstigt durch eine stärkere Porosität der ektatischen Gefäße, wie sie im Gefolge von Sauerstoffarmut in atonisch dilatierten Venolen und venösen Schenkeln von Kapillaren typisch ist. Die extravasal liegenden Erythrozyten stimulieren das Immun- und das Zytokinsystem.

5.2 Die blutige Schröpfung

Bei der blutigen Schröpfung wird an dafür bestimmten und ab S. 129 ff. genauer definierten Schröpforten die Haut mit kleinen Messerchen skarifiziert, so daß bereits Blut austritt. Über dieser Stelle wird dann ein evakuierter Schröpfkopf aufgesetzt. In diesen hinein entleert sich das in der Gelose stehengebliebene Blut in einer Menge, die zwischen 5 und 200 ml schwanken kann.

Jede Schröpfung kann definiert werden als

- Behandelnder Eingriff in ein Geschehen, das sich im gesamten „orbis" des betreffenden Regelkreises abspielt.
- Sie ist darüber hinaus ein Eingriff in die Lebensdynamik von regulativen Orten.
- Sie beeinflußt sekundär die Morphologie einer Zone oder in einem von dieser Zone mitversorgten, reflexbezogenen Zielort.
- Wesentliche Angriffspunkte sind die Hämo- und Lymphdynamik, das Zytokinsystem und der Tonus im Reflex- und Zielort.

Die wesentlichen Angriffspunkte der Schröpfung sind die Hämo- und Lymphdynamik und der Tonus in Reflexzone und Zielort.

Gezielte Behandlung eines Schröpfortes beeinflußt also viele sich selbst steuernde Regelkreise (kybernetische

Funktionseinheiten), welche man nach einem in diesem System hervorragenden Organ oder nach einem in diesem System dominierenden Körperbereich nennen kann: z. B. „Funktionssystem Galle", „Funktionseinheit Niere/Blase".

Eine solche Funktionseinheit umfaßt, wie schon gesagt, einen Bereich im Körper, der sich von den üblichen, unmittelbaren anatomischen Zusammenhängen unterscheidet. Zur „Funktionseinheit Galle" beispielsweise gehören so differente Gebiete wie das Auge, die Tonsillen, die Außenseiten des Körpers, das Genitale, die Kieferhöhle, die oberen Eckzähne, ein bestimmter Bereich an den Beinen und Füßen sowie auch am äußeren Schädel. Beschwerden, welche sich in diesen Bereichen abspielen, können unterschiedlichsten Charakter haben und schulmedizinisch den unterschiedlichsten Krankheiten zugehören. Das liegt daran, daß die Schulmedizin – besser die moderne abendländische Medizin – eine Topographie der Symptome aufstellt, die Naturheiltherapie aber eine Dynamik des Krankseins (s. a. S. 171ff.).

Die Schröpforte selbst werden rote/heiße oder blasse/kalte Gelosen genannt und definieren sich als mit der Hand begreifbare Verhärtungen im Haut-, im Bindegewebe und im Muskelbereich.

6 Definition der Gelose

Wir können zweierlei Gelosen unterscheiden:

6.1 Die kalte oder blasse Gelose

Sie stellt eine blutarme Verhärtung im Bindegewebe dar. Wir tasten eine harte oder zäh-sulzige kleine, erst auf tiefen und kräftigen Druck schmerzhafte Stelle, die sich überall am Körper manifestieren kann. Wir finden sie aber auch als flächigen großen Bezirk, etwa als Leberbuckel oder bei Depressionen als Kummerbuckel oder bei chronischer Polyarthritis als recht großes Mandeldreieck und dann beim „Draufblasen bereits schmerzhaft", also auf leichte Berührungsreize empfindlicher, als man annehmen sollte.

Wir finden sie zwischen den Muskeln im Gebiet des Rückens, im Zwischenrippenraum, auf der Schulterhöhe, vor allem an den Beckenbindegewebszonen nach Dicke-Theirich-Leube. Die Orte, an denen man solche Gelosen am häufigsten findet, sind auf der Tafel der Rückenzonen (Abb. 64) genauer angegeben. Meist handelt es sich um Patienten, die an einer erschöpfenden, lange andauernden Erkrankung leiden, die also selbst schon allgemein eine Energieleere (und Blutleere) aufweisen. Nach chinesischer Ansicht ist die Krankheit bereits in das Yin-Stadium eingetreten. Beim Skarifizieren einer solchen Stelle tritt spontan kein Blut aus oder nur wenige Tropfen. Versucht man, eine solche Stelle blutig zu schröpfen, so erhält man kein positives Ergebnis. Eher tritt eine Verschlechterung der Gesamtsituation ein. Schmerzen an einer fälschlich blutig geschröpften Stelle können sich verstärken.

Blasse/kalte Gelosen können bei allen Konstitutionstypen auftreten. Sie sind im Sprachgebrauch der Konstitutionslehre Ausdruck einer Energieleere an der Stelle ihres Auftretens. Gemäß der chinesischen Definition von Antagonist und Agonist würde man sie als einen Punkt mit lokaler Energiefülle (Anstau/Krampf/Energiepfütze) und begleitender Blutleere bezeichnen. Diese Definition schildert ein vorübergehendes Anhalten der Energiepassage in einem Regelsystem (siehe Schmidt, H.: Akupunktur als Konstitutionstherapie).

In der kalten/blassen Gelose herrscht Durchblutungsnot, wegen eines Mangels an Blutzufuhr und daher Sauerstoff- und Versorgungsmangel. Sauerstoffmangel führt zur mangelhaften Tätigkeit der Zellmitochondrien. Es stockt der Zitronensäurezyklus. Dies führt zur Zellansäuerung. Versorgungsmangel führt zu einem Mangel an Zellbausteinen, also auch zu einem Mangel an Produktivität in den Zellen. An den Zellmembranen kommt es zu einer Stoffwechselstarre, weil es zu einer völligen und vom Körper nicht mehr aus eigenen Kräften zu reparierenden Depolarisation gekommen ist.

In der „Basis des Lebens" (nach Kellner/Pischinger) finden wir die ständig wechselnden Übergänge von Sol- zu Gelzustand stocken. Dieser in seiner Physiologie sich selbst – und vom autonomen Nervensystem unabhängig – steuernde Bezirk wird zum Störfeld. In ihm verharrt der arterielle Schenkel der zuführenden Kapillare in einem Krampfzustand. Durch die blasse Gelose fließt kaum Blut. Der Blutstrom wird vermutlich durch Shunts herumgeleitet (siehe auch Abb. 12, S. 83: Die vegetative Basis nach Pischinger). Nach den Regeln der Reflexzonenlehre spielen sich im Zielgebiet der blassen Gelosen analoge rheologische Vorgänge ab.

Im Bereich einer blassen Gelose funktioniert aber auch die Steuerung der Antagonisten Vagus/Sympathikus nicht mehr richtig. Wir wissen, daß die Hämorheologie in der Endstrombahn von dieser Steuerung wesentlich abhängig ist (Abb. 11, S. 60). Das von den postganglionären Nerven-

60 | Definition der Gelose 6

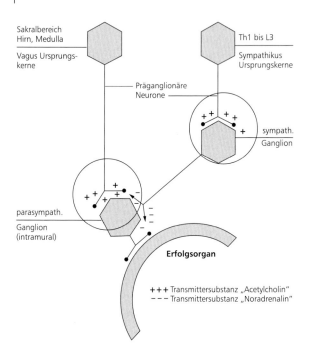

Acetylcholin hat eine exzitatorische, Noradrenalin eine inhibitorische Wirkung an der postganglionären Endplatte. (nach Schade)

Abb. 11: Steuerung der vegetativen Impulse

fasern des **Vagus** an die Zellen des Erfolgsorganes abgegebene chemische Befehlsmedium ist das Acetylcholin. Es hat eine exzitatorische Wirkung. Von den postganglionären **sympathischen** Nervenfasern wird der antagonistische Transmitter Noradrenalin abgegeben. Nun ist bekannt, daß die parasympathischen Ganglien nicht nur von den präganglionären Neuronen des Vagusnervensystems informiert werden (auch hier durch den Transmitter Acetylcholin), sondern daß bereits hier postganglionäre Fasern des Sympathikus enden und inhibitorisch/regulativ ihren Transmitter Noradrenalin abgeben. So erklärt sich das Auftreten kalter/blasser Gelosen einmal durch den Ausfall der zentralen Steuerung im Sinne überschießender, einseitiger Betonung des einen Agonisten (Vagus, allgemeine Vagotonie) und zum anderen als ein Prozeß, der bereits im Großhirn durch mangelhafte (blockierte) Steuerung beginnen kann (Kummer, Schock, Depression), wie es die Abb. 11 und 15 zeigen.

6.2 Die heiße oder rote Gelose

Beim blutigen Schröpfen der roten Gelose hat man den Eindruck, daß man eine Varize entleert.

Sie stellt eine mit angestautem Blut überladene Zone im Bindegewebe oder in Muskelbäuchen dar. Wir tasten eine prallelastische, mindestens fünfmarkstückgroße, bei Druck schmerzhafte Härte. Der Druck wird aber meist als angenehm empfunden. Drückt man sehr kräftig auf diese Gelose, so können sogar die angestauten und atonisch im Gewebe liegenden Äderchen mit hörbarem Knatschton auseinanderreißen. Es entsteht ein Hämatom. Auf diesen Gelosetyp zielt der Ausspruch des Paracelsus: „Wo die Natur einen Schmerz erzeugt, da hat sie schädliche Stoffe angehäuft und will sie ausleeren…" Man kann die Schröpfung an dieser Stelle als Operation des Internisten bezeichnen: ubi plethora, ibi evacua.

In der Sprache der Kybernetik des Organismus bedeutet die rote/heiße Gelose einen Ausdruck von Blutfülle. Sie zieht eine Energieleere (chinesischer Sprachgebrauch) nach sich. Was dies für die Praxis bedeuten kann, mag folgendes Beispiel darstellen:

Rote/heiße Gelose im Schulterdreieck (lokale Blutfülle) zieht nächtliche Arm- und Hand-Parästhesien nach sich (Energieleere im peripher liegenden Organabschnitt). Siehe Abb. 19, S. 101.

Im Gegensatz zu den Vorgängen bei der blassen Gelose überwiegt bei den autonom-nervalen Steuerungsprozessen hier der Sympathikus, und im westlichen Sprachgebrauch sehen wir eine starre Wandpolarisation der Zellen. Im Bindegewebe entsteht wiederum ein Störfeld im Sinne der Forschungen von Kellner, Pischinger, Heine und Hauss, das sich – je länger es besteht – von einer zentralen Steuerung abkoppeln kann. Die entstehende Gewebeübersäuerung und der Ödemdruck sorgen für Strukturderangierung, das Ansprechen von Nozizeptoren und damit für das Anspringen positiver Rückkoppelungen aus der Peripherie zur zentralen Steuerung. Die vegetativen Prozesse schaukeln sich auf.

Das Blut bleibt in der roten Gelose bereits im arteriellen Schenkel der Kapillaren stehen. Das erinnert an Vorgänge, die systematisch von Prof. Schmidt-Schönbein von der Technischen Hochschule Aachen experimentell erforscht wurden. Schmidt-Schönbein fand, daß bei gestörter Mikrozirkulation bei den Erythrozyten Rigidität und Geldrollenbildungen auftreten. Es ist interessant zu lesen, daß bereits Leeuwenhok beim Mikroskopieren seines eigenen Blutes die Beobachtung gemacht hatte, daß seine Blutkörperchen hart und steif erschienen, wenn er erkrankt war, jedoch weicher und verformbarer, wenn er wiederum gesundete.

Das Endothel der Kapillaren weist eine gesteigerte Permeabilität für Wasser und Eiweiße auf, was Ödembildungen begünstigt, die in der Tat um die heiße/rote Gelose immer vorhanden sind. Die Viskosität des stehenden Blutes steigt an, bis schließlich der Nachtransport von frischoxygeniertem Blut praktisch aufhört. Saure Stoffwechselendprodukte, wie z. B. Milchsäure, strömen nun nicht mehr ab, das Zellatmungsprodukt CO_2 (Säure!) kann nicht mehr gegen Sauerstoff ausgetauscht werden, es muß im Bindegewebe (und der Kapillare) gepuffert werden. Beide Säuren diffundieren auch in die Kapillaren und verursachen zusätzlich eine Rigiditätserhöhung der Erythrozyten.

Im weiteren Verlauf solcher Vorgänge verschlackt das Bindegewebe und ersticken dann die Zellen in ihrem eigenen (sauren) Zellkot (Pirlet). Um diese Vorgänge besser verstehen zu können, sollten die Abb. 12–14 (S. 83, 84, 86) betrachtet werden.

Rote/heiße Gelosen findet man vor allem beim Plethoriker. Sie können aber auch als Ausdruck einer *lokalen Fülle* bei einem Astheniker oder einem Leptosomen mit sonst überwiegenden Leere-Erscheinungen auftreten.

Die oben gegebene Darstellung der Gelosetypen bietet die Grundlage für das therapeutische Vorgehen: blutig oder unblutig.

Leider sind aber die Gelosetypen nicht immer einfach voneinander abzugrenzen. Haut-, Unterhaut- und Bindegewebszustand variieren je nach Konstitution und je nach Ernährungszustand des Patienten in praxi mehr, als dies den Therapeuten lieb ist. Außerdem gibt es durchaus Gelosen im Übergangsstadium. Hier rät eigentlich nur die zunehmende Erfahrung beim Umgang mit der Methode des Schröpfens. Der Anfänger wird in unklaren Situationen eher unblutig arbeiten oder sich ein anderes Heilverfahren auswählen. Ich empfehle die Saugmassage nach Zöbelein.

> „Jedes Existierende ist ein
> Analogon alles Existierenden.
> Daher erscheint uns das
> Dasein immer zu gleicher Zeit
> gesondert und verknüpft."
> Goethe

7 Dynamik des Schröpfvorganges

Wir gehen davon aus, daß bei der Schröpfung ein Ort behandelt wird, welcher mit ferner gelegenen Körperabschnitten oder mit inneren Organen (Zielgebieten) in einem reflektorischen Zusammenhang steht (Abb. 15 und 16).

Dieser Zusammenhang geht so weit, daß die hämorheologischen Vorgänge, die energetischen Vorgänge und die damit verbundenen Zellstoffwechselvorgänge an beiden Orten analog ablaufen.

Zum besseren Verständnis der zwei unterschiedlichen Schröpfmethoden soll deren dynamische Wirkungsweise im folgenden einzeln abgehandelt werden. Dazu sollen die Abb. 11–18 betrachtet werden.

7.1 Die blutige Schröpfung

Mit dieser Methode werden heiße/rote Gelosen behandelt. Sie treten, wie bereits erwähnt, beim Fülletyp (Plethoriker) auf sowie in ausgewählten Fällen auch bei Leptosomen und Asthenikern, dann aber als *lokale* Fülle-Erscheinungen. Außerdem finden wir sie am Beginn von Erkrankungen. Sie sind dann in Reflexzonen als Ausdruck des Yang-Charakters des Erkrankungsstadiums zu erkennen. Je länger eine Krankheit anhält, desto fortschreitender können sich rote Gelosen in blasse verwandeln. Eine akut aufgetretene Gelose im Segment „Galle" kann beispielsweise schnell durch eine blutige Schröpfung beseitigt werden und mit ihr auch der akute Organbefund, die Gallenkolik. Nach einigen Jahren ständiger Gallenbeschwerden haben sich jedoch nicht selten Steine gebildet, und die Gelose im Segment hat sich in eine bindegewebige und blutleere Härte verwandelt. Sie imponiert dann dem tastenden Finger nicht mehr als blutig zu schröpfende Gelose, wie gewohnt, es sei denn, daß neben dem chronifizierten Prozeß immer noch akute Randerscheinungen auftreten, welche den heißen Charakter der Gelose nicht ganz verschwinden lassen. Eine solche „Mischgelose" kann man mit Erfolg blutig schröpfen.

Beispiel – Herzneurose:

> Eine jetzt 74jährige Dame vom ehemals stark cholerischen Typ hat über Jahre ständigen Streit mit Nachbarn und Verwandten. Da ihr Mann kränklich ist, muß sie alle Arbeit allein machen. Sie bekam Gallensteine, die sie nicht operieren lassen wollte. Durch vierteljährliche blutige Schröpfungen der Gallengelose konnten bei ihr ohne medikamentösen Einsatz zum Verschwinden gebracht werden: ständiger „Leber(kapsel)-schmerz", Gallenkoliken, Schlaflosigkeit ab Mitternacht, Gallenmigräne, Neigung unkontrolliert aufzubrausen, Hektik, Stuhlverhärtung mit Entfärbung, Nacken/Schulter-Syndrom. Mit der Zeit bildete sich ein Galle-Leberbuckel aus, der einer Chronifizierung des Prozesses entsprach und sulzig/verhärtet das Bild einer blassen Gelose bot. Gleichzeitig ging ein allmähliches Nachlassen der äußeren schwierigen Situation vor sich, das zunehmende Alter machte die Patientin ohnehin gelassener, die Therapiesitzungen konnten auf halbjährliche Intervalle hinausgeschoben werden.

In dieser kalten Großgelose (die Steine waren ja noch immer vorhanden) stand von Fall zu Fall eine heiße isolierte Gelose, letzte Solfatale eines erkaltenden Vulkans.

Die blutige Schröpfung wirkt sich aus auf:

a) das *Zirkulieren* der Flüssigkeiten Blut und Lymphe (Hämo-Lympho-Rheologie), und zwar im gesamten mit der Schröpfstelle verbundenen Regelkreis, d. h. am Ort der Schröpfung und in den Zielgebieten dieser Haupt-Reflexzone. Man kann also z. B. mit einer einzigen Schröpfung einen akuten Migräneanfall kupieren, gleichzeitig die Spannung im Schultergürtelbereich auflösen, und der Patient erzählt am folgenden Tag, daß seine Blähungen nachgelassen hätten, er zum ersten Mal seit Jahren spontan Stuhlgang gehabt hätte, daß die Farbe des Stuhls auch nicht mehr so hell sei und daß eine Ischias auf der Außenseite des Beines wie von selbst verschwunden sei. In diesem Falle war als Schröpfstelle der rechte innere Schulterblattwinkel, die Gallenzone, gewählt worden. Zielgebiet war der große „Regelkreis Galle".

b) Der Eingriff richtet sich gegen die *Menge* des zirkulierenden Blutes (kleiner Aderlaß), gegen die *Zahl* der roten Blutkörperchen im Gefäßsystem (Hämodilution), gegen die Menge des im Blute *zirkulierenden Eiweißes* (Fließeigenschaften und hämodynamischer Druck). Insgesamt wird die Perfusion der Körpergewebe beeinflußt.

c) Der Eingriff verändert den Tonus der Gefäßwände aller sich in der geschröpften Zone befindenden Äderchen und verändert (siehe Kap. 7.2, Die Trockenschröpfung, S. 76) auch deren Permeabilität. In diesem Zusammenhang verweise ich auf die Forschungen von Prof. Lothar Wendt aus Frankfurt, der die Untersuchungsergebnisse der Schule Schmidt-Schönbein lückenlos ergänzt.

d) Der Eingriff verändert den Gewebe-pH, weil nach Wiedereinsetzen normaler Strömungsverhältnisse die zur pH-Neutralisierung mit Mineralien titrierten Säuren besser abfließen (gesteigerte Entsorgung).
e) Das vegetative Endretikulum reagiert auf Druckveränderungen und auf pH-Veränderungen und erhält seine Selbstregulationsfähigkeit zurück.
f) In der Folge normalisieren sich die nach Hauss veränderten Strukturen im Bindegewebe der Gelose und somit auch deren Störfeldcharakter.

Herrscht in dem Schröpfort eine intravasale und extravasale Druckerhöhung, so wird dieselbe auch im konsensuell gesteuerten Regelkreisgebiet herrschen. Dies würde z. B. folgende Beobachtung erklären: Bei Leberkapselschmerz und schmerzhaft geschwollener Leberreflexzone genügt es, letztere zu schröpfen (entstauen), um den Leberkapselschmerz innerhalb von Minuten zusammenbrechen zu lassen.

Die Gelose sitzt – wie wir gesehen haben – in den Head-McKenzieschen Segmenten an genau umschriebenen Orten, welche der geniale Masseur von Puttkamer als Maximalpunkte bezeichnet hat. Die Maximalpunkte fallen sehr häufig mit den sogenannten Zustimmungs- oder Yu-Punkten des Akupunktursystems zusammen. Wir finden die Gelosen seltener am Ursprung oder Ansatz eines Muskels, eher schon inmitten oder über einem Muskelbauch.

Die Auswirkungen, welche von einer solchen Gelose ausgehen, kann man nun verschieden interpretieren bzw. in mehrere Einzelteile aufgliedern.

1. Zunächst stellt die heiße Gelose einen durch Flüssigkeitszufuhr, Flüssigkeitsretention und Ödem überdehnten Bereich im Bindegewebe dar und wirkt daher wie ein *Wasserkissen*: raumfordernd und verdrängend.

Dabei können sogenannte Neuraldrücke (Huneke/ Ernesto Adler) auftreten, wenn die Gelose in einem Körperbereich sitzt, der direkt von einem Nerven durchzogen wird. Da die Gelose ja immer in Spinalnervenreflexzonen zu finden ist und da wir schon öfter betont haben, daß die Basisvorgänge in einer spinalen Nervenreflexzone mit denen in der korrespondierenden Tiefenzone identisch sind, werden wir in der Tat auch im Bereich der Austrittsstelle spinaler Nerven aus dem knöchernen Gefüge der Wirbel dieselben überfüllten und gelähmten Kapillaren finden wie in der Gelose sowie den Austritt von Bluteiweiß und das nachfolgende interstitielle Ödem.

In diesem paravertebralen Bereich, in dem räumlich gesehen die engsten Verhältnisse herrschen, wo kleine Gelenke, Sehnen und Bänder, Muskelansätze und Muskelbäuche, ein dichtes Geflecht von Venen und Arterien sowie Nerven einander überkreuzen und beengen, kann schon eine geringe Volumenzunahme des interstitiellen Raumes zu Kreislauf-Drossel-Erscheinungen führen, die eine Übersäuerung des Gewebes nach sich ziehen, so daß in jedem Falle Neuraldrücke auftreten. Das ganze Gebiet, von der Reflexzone bis hin zur Nervenwurzel, ist in seiner Dynamik gestört.

Wie erst 1997 durch neueste anatomische Verfahren von Harald Abele gefunden, definiert man diese Neuraldrücke jetzt folgendermaßen: Jeden Nerv und die ihn begleitenden Blutgefäße (vom Rückenmark bis in die Peripherie) begleitet ein bindegewebiges Kompartement, bestehend aus elastischen und kollagenen Faserzügen, welche scherenartig miteinander verbunden werden. Es soll dafür sorgen, daß der Nerv gegen Zug- und Stauchseinwirkungen geschützt wird. Wenn dieses Kompartement jedoch mit Wasser (Ödeme) angefüllt wird, kann es sich nur bis zu einem gewissen Maße erweitern (so weit die Scherengitter der Fasern es zulassen). An verschiedenen Abschnitten dieses Kompartements sitzen nun Tastkörperchen vom Vater/Pacini-Typus und messen ständig den Binnendruck. Sie sind unter anderem unsere Schmerzsensoren. Dies erklärt auch die Schmerzhaftigkeit der Gelotik. Von andauernd überlasteten Nozizeptoren kommen nach und nach falsch-positive Rückkoppelungen an das übergeordnete Steuerungszentrum der vegetativen Information.

2. Die Gelose – Schröpfzone – ist ein Segment-Störfeld. In ihm laufen die Lebensvorgänge so ab, wie sie Pischinger in seinem Modell von der Basisfunktion des Bindegewebes beschrieben hat (s. Abb. 12, S. 83) und Heine und Hauss weiter differenzieren konnten. Diagnostische und therapeutische Beobachtungen zeigen, daß es oft genügt, in dem gestörten Ort der spinalen Reflexzone einen adäquaten Entstörungsreiz zu setzen, um alle mit diesem gestörten Ort zusammenhängenden Körperabschnitte positiv (heilend) zu beeinflussen. Umgekehrt kann ein mit dieser Störzone im Segment verbundener Organ- oder Körperteil nur schwer therapeutisch beeinflußt werden, wenn das Segment (die Schröpfzone) unbeeinflußt bleibt. Man kann erst dann von einer kausalen Therapie im Sinne der Beeinflussung dynamischer Vorgänge in der Kybernetik des Menschen sprechen, wenn der heilende Anreiz nicht nur am Ort der auffälligsten Organsymptome, sondern *auch im Segment erfolgt.*

3. In einer Gelose kommt es immer zu einer Stoffwechselübersäuerung. Sie hat mannigfache Folgen hinsichtlich der Blutzirkulation, der Gewebeentgiftung, der Gel/Sol-Zyklen in der bindegewebigen Grundstruktur und fördert somit den Störfeldcharakter der Gelose.

Viele Stoffwechselerkrankungen wie Rheuma, Gicht, Diabetes, Fettsucht, Arteriosklerose, aber auch chronische Muskelhärten in der Umgebung von Gelenken oder nach Verletzungen erzeugen lokal wie auch in den Reflexzonen der Stoffwechselorgane Leber, Pankreas, Niere und Darm. Als generalisiertes Zeichen der allgemeinen Störung finden wir einen erniedrigten Harn-pH von 4 bis 6,3.

Auf der Abbildung 13 „Gewebesäure und Durchblutung" auf S. 84 sehen wir eine Präkapillare in saurem Milieu. Dieses lähmt ihre glatte Muskulatur, und es fällt der präkapillare Blutdruck. Die Kapillare wird dadurch weniger durchblutet. Gleichzeitig kommt es zu einer Rigiditätserhöhung der Erythrozyten, die nun nicht mehr schnell die Kapillare passieren. Deshalb wird bereits am Beginn des arteriellen Kapillarschenkels ihr Sauerstoff zur Gänze an das umgebende Gewebe abgegeben. Bleiben Ery's gar stecken, so sinkt der Kapillardruck auf Null und es kann eine Flußrichtungsumkehr im venösen Teil der Kapillare eintreten, weil der venöse Druck höher als der arterielle wird. Die Folge ist eine Dauerstasis im übersäuerten Gelosebezirk. Die Kapillare wird – da selbst nicht mehr ernährt – porös, ihr Endothel quillt, mit den austretenden Albuminen gelangt Wasser ins Gewebe (perikapillares Ödem), was man als Druckkissenphänomen an Gelosen leicht tasten kann. Die in den Kapillaren zurückbleibenden Großeiweiße (Fibrine und Globuline) bilden Netze, in denen sich Thrombozyten aggregieren, ebenso Leukozyten. Das Arbeitsgewebe der zu ernährenden Organzellen kann seine Stoffwechselprodukte nicht mehr ableiten. Sie bleiben im Bindegewebe stecken. Die Zellen ersticken langsam an Sauerstoffnot und Säureüberschuß: Ein Störfeld ist entstanden, piezo- und pyroelektrische Reize (Athenstaedt) sowie vielfältige andere gehen von ihm aus.

4. Wann und wie sich eine solche Störzone – Schröpfzone – aufbaut, kann man erklären. Es ist aber zumindest heute noch obsolet, darüber zu diskutieren, zu welchem Zweck sie sich aufbaut. Man kann sie als flackernde Warnlichter im Regulationssystem der Kybernetik ansehen. Aber nach ihrer Funktion fragen heißt, teleologische Medizin zu betreiben, und dies bereichert die Praxis keinesfalls, sondern hemmt die Ausübung wertvoller Handgriffe, welche der wahre Arzt können muß, um seinen geplagten Patienten schnell und nebenwirkungsfrei zu helfen.

Empfindliche Patienten schildern schon lange vor dem Auftreten klinischer Symptome eine Vielzahl von Beschwerden. Weil klinische Befunde fehlen, rutschen sie von einer einfachen Störung (die nicht naturheilkundlich-logisch behandelt wird) immer tiefer in eine Polypragmasie mit Symptomatika und landen nicht selten beim Psychiater, ehe dann irgendwann doch einmal klinisch faßbare Organschäden auftreten – oft viel zu spät für eine naturheilkundliche Regulationstherapie.

5. Wann baut sich eine Schröpfzone auf? (Siehe dazu auch Abb. 14, S. 86)

   a) Wir finden sie, wenn die *Funktion eines* in der Tiefe liegenden *Organ-Bindegewebsbezirkes gestört* ist, und sprechen dann von viszero-kutanen Reflexen. Seit alters spricht man auch von einer Organ-Irritationszone. Dabei ist es unerheblich, ob diese Störung in diesem Organ selbst entstanden ist oder ob dieses durch ein anderes, noch früher erkranktes Organ gestört worden ist. Als Beispiel sei eine Organstörungskette genannt: Ein Zahnherd hat eine Nierenkolik zur

Folge. Die Nierenkolik baut eine Schröpfzone im Segment auf. Die Zahnzone läßt sich als winziger Ort im Bereich der Nucha occipitalis kaum lokalisieren. Die Nierenreflexzone spürt der Patient auch ohne die tastende Hand des Arztes deutlich schmerzhaft.

b) Wir finden sie als *Folge der Durchblutungsstörung eines durch Krankheit zum Störfeld gewordenen Gelenkes* (Knie, Hüfte, Schulter). Die Blockade kann durch eine Arthritis oder Periarthritis, durch eine Arthrose oder durch eine Prellung entstanden sein. Bei der Schröpfung der Irritationszone beeinflussen wir dann die Hämodynamik im Gelenkbereich und die Energetik jeder einzelnen Zelle im Ausbreitungsbereich des betreffenden Selbstregulationsbezirkes. Statt Energetik könnten wir auch Polarisation der Zellwände sagen.

c) Wir finden sie als Myogelosen am Rücken, wenn diese als Ausdruck der Segmentirritation in den Reflexzonen *blockierter Wirbelgelenke* auftreten. In diesen Fällen sitzen die Gelosen unmittelbar paravertebral noch innerhalb des ersten Blasenmeridians. Oft kommt es dann zu ausgeprägten Formen der Dysstatik im Skelett. Als Ursache einer Dysstatik kommen in Frage: Längendifferenzen der Extremitäten, ein schiefes Becken, eine Skoliose, Prellungen und Subluxationen von Wirbelgelenken oder dem Iliosakralgelenk durch Unfälle, bei Frauen durch den Geburtsvorgang.

d) Natürlich können Subluxationen von kleinen Wirbelgelenken auch durch den Dauerzug der an ihnen angreifenden Rotatoren hervorgerufen werden, wenn diese Muskeln in einem Krampfzustand verharren. Dieser kann seinerseits durch Irritationen im Segment entstanden sein, wenn über die viszerokutanen Spinalnervenwege ein in der Tiefe liegendes Organ seine Funktionsnot an die Oberfläche gemeldet hat.

e) Ein Störfeld (eine Gelose) „rutscht" über den ganzen Rücken von kaudal nach kranial oder umgekehrt: Ein Störfeld setzt den Regelkreis, in dem er sich befindet, unter eine Vorspannung, so daß er auf jede banale oder pathologische Reizqualität labil und überschießend reagiert. Der Patient erfährt dadurch Belastungssyndrome, die bestimmte Stereotypien aufweisen: Dazu gehören verschiedenartige, degenerative Veränderungen im Bindegewebe als Folge der funktionellen Umstellung der Gewebemetabolie, Einlagerungen von Eiweißen in die Gefäßmembranen (Wendt), Gelenkoberflächenporosität.

Da im Bereich des Rückens alle Intervertebralmuskeln durch die Interneuronkette miteinander in Verbindung stehen und die Interneuronkette durch die Kleinhirnautomatik bewegungstechnisch gesteuert wird, finden wir bei Tonuserhöhung eines Segmentes alsbald (via Vorspannungserhöhung der *anderen* Segmente) einen den ganzen Rücken erfassenden Spannungszustand, ein tonisch-algetisches Pseudoradikulärsyndrom, wie es Otto Bergsmann formuliert hat. Je höher kranial eine Störung rutscht, desto verzweigter werden die Mitreaktionen anderer Segmente. Daher empfiehlt es sich bei der Therapie, immer das Segment C 4 zu prüfen und mitzubehandeln. Der ganze Rücken entspannt dabei, das Zwerchfell tritt beim Atmen tiefer, der Sauerstofaustausch wird effektiver. Einen besonders anschaulichen Fall dazu hat Martin Schönberger veröffentlicht (siehe S. 93).

f) Wir finden sie als *Irritationszonen von Narben*. Narben beeinflussen durch den Huneke-Effekt die Funktion anderer Körperstellen direkt. Sie haben als derangiertes Ersatzgewebe ihre Hologrammeigenschaften in den Regelkreisen der Ganzkörperholistik (Fraktalteil, Chaosregelung dissipativer Systeme) verloren und bauen Irritationsstörfelder auf. Dies kann auch im Ausbreitungsgebiet eines Segmentes geschehen, wobei dann dort Myogelosen entstehen können. Wenn das im Bereich des Rückens geschieht, können daraus auf- oder absteigende Pseudo-Polyradikulitiden werden.

Dazu ein Beispiel:
Eine jetzt 72jährige Patientin kommt seit etwa 20 Jahren in die Praxis. Sie klagt über Gallenbeschwerden, Leberkapselspannungsschmerzen, Migräne hinter dem rechten Auge, über eine steife Schulter und quälende Träume. Etwa in der Höhe des inneren oberen Schulterblattrandes findet man rechtsseitig eine 4 cm lange und eingesunkene Narbe. Bei der Patientin wurde dort vor 30 Jahren ein größeres Lipom entfernt. Seit der Operation klagt sie über die oben genannten Beschwerden. Bei der Untersuchung, die in halbjährlichen Intervallen erfolgt, findet man die Narbe reizlos und unauffällig, aber kranial und kaudal von ihr in den sogenannten Galle-Leberfeldern zwei äußerst schmerzhafte Gelosen. Es ist nun gleichgültig, ob man die Narbe mit Procain entstört oder ob man die Gelosen blutig schröpft. Immer kommt es zu einem schlagartigen Zusammenbrechen der geschilderten Beschwerden für längere Zeit. Es ist jedoch ganz auffällig, daß nur die Kombination beider Maßnahmen in der Lage ist, die geklagten Beschwerden für die Dauer von mindestens 6 Monaten zu verbannen.

g) Selbst der *psychische Zustand des Menschen* (Porkert und Traditionelle Chinesische Medizin) findet seinen Ort in den beschriebenen Regelkreisen und Diagrammen. Also wird auch er einen Ausdruck in den Schröpfzonen besitzen und muß durch die Schröpfung beeinflußt werden können. In der Tat ist dies möglich. Ich gebe im folgenden ein deutliches Beispiel:

Ein 55jähriger Patient, tätig im Vorstand eines Konzerns, hört seit Monaten Stimmen. In der Sprechstunde des Arztes läßt er sich von diesen Stimmen immer wieder unterbrechen und spricht selbst mit ihnen. Er ist heißblütig, jähzornig und trägt eine uneingestandene Schuld mit sich. Nach Schröpfung der Leberzone, wobei mindestens 300–400 ml Blut gefördert wurden, sistierte das Stimmenhören vollständig. Jähzorn und Heißblütigkeit wichen, und der Patient konnte aufgrund seiner allgemeinen Stimmungsaufhellung die vorher von ihm nicht zu regulierenden persönlichen Verhältnisse wieder ordnen.

Ein zweites Beispiel:
Eine 50jährige Patientin mit den deutlichen Zeichen einer Involutionsdepression im beginnenden Klimakterium kam mit Hypertonie und Kopfschmerzen. Als Ausdruck der Verknüpfung von Psyche und Organismus fand sich eine heftig schmerzende Gelose im Bereich Galle sowie die typische Hypertonie und die Depressionssülze über dem 5. Lendenwirbelkörper. Eine einzige Behandlung an diesen Gelosen befreite die Patientin nicht nur von der Hypertonie, sondern hellte auch ihre Stimmung dergestalt auf, daß die über zwei Jahre anhaltende Depression fortan wie verflogen war.

Auch über die Zonen Niere/Blase oder Magen und Herz können wir eine psychische Symptomatik wie nervöse Unruhe, Entschlußlosigkeit, Stimmungslabilität, Verzagtheit und Ähnliches immer wieder günstig beeinflussen.

Haltung und innere Harmonie beeinflussen sich gegenseitig. Diese Tatsache ist bekannt. Die Schulungssysteme der Meditation, des Yoga, des autogenen Trainings, der Zen-Techniken oder die Alexander-Methode werden von der modernen Wissenschaft heute allgemein anerkannt. Aber genauso ist es mit der Schröpfung möglich, „das tiefste Innere", nämlich die Psyche, durch die Beeinflussung des „Außens", nämlich der kybernetischen Triggerpunkte, zu beeinflussen.

7.2 Die Trockenschröpfung und die Saugglockenmassage

Beim Betasten des erkrankten Menschen fallen häufig schlecht durchblutete Körperabschnitte auf. Die Haut ist kalt, weißlich marmoriert bis zyanotisch verfärbt. Der Haut-Unterhautturgor ist schlaff und manchmal von derben Bindegewebsknötchen oder Bindegewebszügen durchsetzt. Sie liegen beim Betasten meist tief und können recht druckschmerzhaft sein (kalte/blasse Gelosen). Bevorzugte kalte Stellen am Körper sind der obere oder untere Bauch, die Nieren-Kreuz-Gegend, die Oberschenkelgegend über dem Knie, die Waden. Seltener werden Oberarme und Schultergegend kalt angegeben. Meist treten Kälte und herabgesetzter Bindegewebsturgor gemeinsam auf. Ein Einstich in isolierte Härten solcher Zonen läßt kaum etwas Blut austreten. Massage führt fast zu keiner Hautrötung. Wärmeapplikationen in Verbindung mit einer Akupunktur-Meridianmassage werden aber immer als äußerst wohltuend empfunden, und zwar sowohl an der Stelle der Behandlung als auch als ausstrahlende Fernwirkung. Die

Patienten berichten dann von einer allgemeinen Entkrampfung, die sich z. B. wie nach einem Besuch im Thermalbad im ganzen Körper fortsetzt und alle Organe zu vermehrter Tätigkeit anregt. Im System Niere/Blase führt dies beispielsweise zu vermehrter Harnsekretion. Diese Vorgänge sind längst bekannt. In Max und Moritz schilderte Wilhelm Busch, wie vortrefflich das heiße Bügeleisen auf dem kalten Leib des Schneidermeisters Böck gewirkt habe.

Wie sich der an der Oberfläche gesetzte Hautreiz bis in die Organe hinein verfolgen läßt, schreibt mir der Kollege Olshausen 1993. Er zitiert seinen Vater, welcher im Rußlandfeldzug Leichen seziert hatte, welche an schweren Lungenentzündungen gestorben waren und bei denen vorher mangels anderer Hilfsmittel und Medikamente nach alter russischer Weise die Trockenschröpfung durchgeführt worden war. *„Nach Entfernen der Thoraxwand sah er deutlich runde, blau livide Verfärbungen an der inneren Thoraxwand, die dem außen gesetzten Saugeffekt entsprachen. Ebenso fielen sofort die bläulichen Verfärbungen auf, die im entsprechenden Gebiet der Lunge nicht nur die Pleura, sondern auch das Lungengewebe durchsetzten und sich sogar am Herzbeutel nachweisen ließen. Am Herzen selbst fanden sich keine Zeichen mehr. Bei Schröpfkopfbehandelten fanden sich immer diese Zeichen, nicht jedoch bei denen, die an der Lungenentzündung ohne Therapieversuch gestorben waren. Auch fanden sich sonst nirgends am Körper livide Verfärbungen oder gar rundliche livide Stellen. Wichtig wäre die Tatsache, daß es sich bei allen Gestorbenen um eiweißmangelernährte Dystrophiker gehandelt hat."*

Die Autodidaktin und Bindegewebstherapeutin Dicke beschrieb bei spastischen Durchblutungsstörungen der Beine typische Härten im Gesäß- und Oberschenkelbereich (Gefäßbänder im Bindegewebe). Sie beseitigte ihre eigenen Durchblutungsstörungen durch Regulierung der gestörten Reflexorte mittels Bindegewebsmassage an diesen Gefäßbändern. Theirich-Leube stellten dieselben Zeichen bei flachem Hohlkreuz in Zusammenhang mit Amenorrhö und

Dysmenorrhö fest. Beide Krankheiten gehen ja, wie bekannt, mit einer Durchblutungsstörung im kleinen Becken einher.

Von Puttkamer, ein begnadeter Masseur der Kriegs- und Nachkriegszeit, präzisierte die oben beschriebenen Stellen und führte den Begriff des „Störenfrieds" in die Theorie der Massagewirkung ein. Unter Störenfried verstand er einen primär gestörten Reflexzonenbereich, von dem aus im Sinne von Herdwirkungen Irritationen in anscheinend damit nicht zusammenhängende Organbereiche ausgehen. Er gebrauchte eine spezielle Massagetechnik zur Erzielung eines „Blutbades" in solchen Zonen.

Die Chinesen kannten als besondere Wärmeapplikation das gezielte Moxen. Auch das Überwärmungsfußbad nach Fritz Schiele (Rellingen) bedient sich der Analogphänomene in Reflexzone und Zielgebiet.

Die trockene Schröpfung und die Schröpfkopfmassage stellen nun die einfachsten Hilfsmittel dar, solche konsensuellen Reaktionen hervorzubringen.

Bei der Trockenschröpfung und der Schröpfkopfmassage erzeugen wir in Kutis, Subkutis und Bindegewebe eine forcierte Hyperämie sowie Extravasate. Die konsensuell auftretende Hyperämie im Zielgebiet fördert dort den darniederliegenden Stoffwechsel. Die Extravasate in der Reflexzone setzen einen über Tage hinweg anhaltenden Resorptionsreiz in ihr, und pyroelektrische Dauerreize nehmen von der behandelten Stelle ihren Ausgang. Dieser erzwingt eine Leistungsvermehrung des vorher minderdurchbluteten und stoffwechselverarmten Bindegewebes. Die Selbsregulation in der Zone setzt dadurch langsam wieder ein und zieht konsensuell eine Selbsregulation im Zielgebiet nach sich.

Die nach der Trockenschröpfung aus dem Perivaskulum zu resorbierenden Korpuskeln setzen eine ungeheure Menge an Botenstoffen frei, welche alle Arten biologischer

Regulative anstoßen können. Es handelt sich um *Lymphokine, Zytokine, Prostaglandine, Leukotriene, Peroxydasen, Kernbruchstücke* und vieles andere. Die einen (Lympho-, Zytokine…) stimulieren z. B. das Immun- und Hormonsystem und die Aktionen vegetativer Nervenendigungen. Die anderen (Leukotriene, Prostaglandine…) stimulieren und modulieren das Komplement-, Lyse- und Gerinnungssystem (nach Heine). Ihre Wirkung übertrifft bei hoher Verdünnung die aller bekannter Hormone bei weitem. Sie wirken zudem allesamt *pleiotrop, das heißt in vielfacher Hinsicht auf unterschiedliche Gewebetypen* (siehe J. Abele, „Propädeutik der Aschner- Verfahren", Karl F. Haug Verlag, Heidelberg 1992).

Indikation

Wir wenden die Trockenschröpfung bei chronischen, schwächenden Zuständen und bei spastischen Erkrankungen von Hohlorganen an. Zu letzteren gehören zunächst alle Durchblutungsstörungen von Extremitäten oder von Haut-Unterhautbezirken, vorwiegend jene, welche auf einem Mangel von Blutzufluß beruhen. Schon Prof. August Bier hat mit seiner berühmt gewordenen Staubinde schwer beeinflußbare Krankheiten gebessert oder geheilt. Darunter fiel auch die Sudecksche Atrophie. Aus Haifa berichtete mir der Physiotherapeut Siegfried von Niessen, daß er mit einer erweiterten Saugglockentherapie – wobei er ganze Extremitäten in eine Unterdrucksaugkammer einbringe – beste Erfolge bei der Behandlung von Arthrosen, Parästhesien, Morbus Raynaud und anderen Erkrankungen erlebe.

Auch Ratschoff hatte sich in der ersten Hälfte unseres Jahrhunderts solcher Kammern bei der Behandlung der arteriellen peripheren Sklerose bedient.

Als weitere Indikation gelten Gastroptose, spastische Obstipation und atonische Obstipation sowie das Colon irritabile. Hierbei werden die Bauchdecken als Reflexzone bearbeitet. Bei der spastischen Obstipation wird zusätzlich die Gesäßmuskulatur behandelt. Bei der Gastroptose behandeln wir zusätzlich die Magenzone am Rücken. Bei spastischen Harnbereitungsstörungen werden die Nierenzonen und die Wadenmuskulatur sowie Stellen über den Knien behandelt. Bei Blasenatonie und Ureter-Reflux behandeln wir den Unterbauch über der Symphyse und die Flanken im Verlauf des Harnleiters. Bei Amenorrhö und Dysmenorrhö, aber auch bei Hypermenorrhö und Schmierblutungen werden Kreuzbein, Unterbauch und Leistengegend sowie die Innenseite der Oberschenkel als Reflexzonen zur Behandlung verwendet.

Die trockenen Schröpfmethoden können mit der blutigen Schröpfmethode kombiniert werden oder einer blutigen Schröpfmethode vorausgeschickt werden. Durch geschicktes Vorgehen kann nämlich eine blasse und somit therapieschwierige Gelose zu einer roten und therapiefreudigen Gelose umgewandelt werden. Die verspannte, minderdurchblutete Fläche wird in mehreren Sitzungen trocken behandelt, bis sich die Funktion in ihr so gesteigert hat, daß im Zentrum statt einer blassen Gelose eine heiße entsteht.

Merke

Die Massage mit dem trockenen Schröpfkopf schmerzt. Da dies einer starken Energie-Sedierung gleichkommt, sollte die Methode nicht an Patienten angewendet werden, welche sich in absoluter Energieleere befinden, oder man muß eine negative Erstschwankung (z. B. Migräneanfall) in Kauf nehmen.

Zusammenfassung

Wenn wir der Schröpfzone nun eine dynamische Bedeutung zumessen wollen, so können wir über sie folgendes zusammenfassend sagen:

Sie stellt das *Äquivalenzbild eines Geschehens* dar und ist sichtbares und faßbares *Zeichen von Vorgängen*, die sich im Organismus abspielen, und zwar in Soma und Saema.

Sie zeigt uns durch ihren Sitz und ihre unterschiedlichsten Beziehungen, daß diese Ereignisse im Körper nicht linear-kausal ablaufen, sondern vernetzt.

Sie selbst stellt einen Haupteinstieg in das Selbstregulationssystem des Körpers dar.

Wenn man sie nicht behandelt, bleibt der Körper blockiert und man betreibt symptomatische Therapie.

Seit vielen Jahrzehnten haben wir uns langsam daran gewöhnt, ein oder zwei uns durch die Forschung bekannt gewordene Reaktionsbahnen aus dem Körper herauszugreifen und sie gleichsam aus dem Lebendigen zu präparieren. An ihnen haben wir das lineare Ablaufen von Reaktionen kennengelernt. Seither setzen wir lineare Verkettungen von Krankheitsprozessen überall im Körper voraus. Sie laufen in Wahrheit aber in Vernetzungen ab. Nicht nur jede Stelle des Körpers wird von jeder anderen informiert, sondern bestimmte Stellen reagieren gleichsinnig mit anderen. Warum der Beobachter an verschiedenen Körperabschnitten anscheinend verschiedene Symptome erkennt, liegt daran, daß die Reaktionsweisen – nach dem Relativitätsprinzip von Standort und Zeit – verschieden aussehen.

Die Vorgänge in der Basis des Lebens laufen in atomaren oder molekularen Größenordnungen ab. Die Vorstellungen der Informatiker und der „informativen Medizin" (Bioelektronik) sowie die Forschungen über die neuen Paradigmen in der Physik von lebenden Systemen (*Prigogine* und andere) zeigen uns, daß therapeutische Reize, welche an körpereigene Triggerpunkte gesetzt werden, sehr wohl in der Lage sind, auf „wissenschaftlichen Wegen" bis an ihre Zielorgane zu gelangen. Dies hat den Vorteil, daß keine Nebenwirkungen entstehen, wenn der Organismus selbst die therapeutischen Eingriffe modifizieren und weiterlenken darf.

Erstaunlicherweise decken sich diese modernen Anschauungen mit den Aussagen der ältesten Ärzte der Menschheit, die auf intuitivem Wege gefunden worden sind. Auch damals wurden alle Erscheinungen im Menschen in Wechselwirkung miteinander gesehen. Darüber hinaus wurden sie mit den Vorgängen im gesamten Kosmos verknüpft. Der Physiker Fritjoff Capra hat in seinem Buch „The Tao of physics" diese beiden universalen Erkenntnisse zur Deckung gebracht.

Seit dem Aufkommen der Industrie hat man die Medizin zu einer technischen Anweisung für Konstrukteure herabgewürdigt. Die Paradigmen, mit welchen die Industrie die Umwelt zerstört, sind dieselben, nach denen Ärzte die Inwelt behandeln. Und die Folgen sind identisch: Umweltbelastung und -zerstörung wie Inweltbelastung und -zerstörung. 1991 galten in Deutschland bereits 35 bis 41 % aller Krankheiten als iatrogen entstanden! Wer von heute an Medizin betreibt, darf nicht wieder in die finsteren Zeiten zurückfallen, in denen man sie von der Philosophie über das Weltgeschehen abgesondert hat. Denn wer Medizin ohne philosophischen Hintergrund betreibt, gleicht einem Seemann, der bei bedecktem Himmel ein steuerloses Schiff segelt.

8 Die vegetative Basis als Angriffspunkt der biologischen Regelkreise (Kybernetik)

Die Abb. 12 zeigt fünf Elemente, welche zusammen die Basis allen Lebensgeschehens bilden oder, besser gesagt, die Ebene, auf der neues Leben entsteht, Reparaturvorgänge durchgeführt werden und Zellen zugrunde gehen. Es ist der interzelluläre Stoffwechsel. Mikroskopisch können wir die fünf Basiselemente erkennen als:

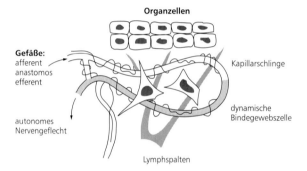

Abb. 12: Die vegetative Basis (Pischinger)

1. *Die enddifferenzierte Organzelle.*
2. *Das Zubringer- und Abholsystem* (Milieu oder Lebensraum der enddifferenzierten Zelle).

   Es enthält die vier weiteren Elemente und gliedert sich in:

   a) *Das differenzierte und undifferenzierte Bindegewebe.*

   Die Bindegewebszelle kann sich je nach Erfordernis im undifferenzierten Bindegewebe vermehren und daraus Elemente sortieren, abpacken und aus dem allgemeinen Verkehr ziehen. Sie kann sich aber auch auflösen und ihren Inhalt zur Milieuverbesserung in die vegetative Basis abgeben.

b) *Die Kapillaren.*
- Die zuführende Schlinge, aus der Sauerstoff und die für die arbeitende Organzelle wichtigen Rohstoffe diffundieren.
- Die abführende Kapillare, welche Abfallprodukte des Stoffwechsels in den großen Kreislauf mitnimmt.
- Der Shunt, welcher je nach Bedarf Teile der vegetativen Basis mehr oder minder an der allgemeinen Durchblutung teilnehmen läßt.

c) *Die Lymphspalten.*

Sie drainieren den Interzellularraum und das Bindegewebe.

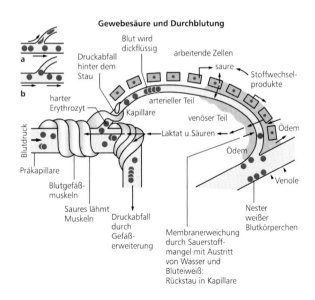

Abb. 13: Gewebeansäuerung und Durchblutungsänderung

d) *Das autonome Nervengeflecht* (Endretikulum),
welches zum Teil frei im Bindegewebe endigt und dessen Zustand sich durch Nervenimpulse zu ändern vermag (Zellneubildung?), das aber auch vor allem den Kapillaren aufliegt und deren Weite und Durchlässigkeit und somit den Gas-, Mineral-, Protein-Haushalt beeinflußt.

Die Größe der Durchblutung wird außerdem noch durch chemische Prozesse gesteuert, welche den pH-Wert in der vegetativen Basis beeinflussen. Die Art der chemischen Beeinflussung ergibt sich aus den Konzentrationen der beim Stoffwechsel in der vegetativen Basis entstehenden Produkte (z. B. Pufferungsvorgänge bei pH-Änderungen).

9 Die biologischen Regelkreise am Menschen

Die Natur kennt keine Einbahnstraßen!

Von einem Regelkreis muß gefordert werden, daß er das Äußere und das Innere gleichermaßen erfaßt und daß Verknüpfungen von innen nach außen sowie von außen nach innen einsehbar sind. In einem biologischen Regelkreis laufen Impulse nach beiden Seiten – also sowohl von außen nach innen als auch von innen nach außen – in gleicher Weise ab. Da der Gesamtorganismus ein Zusammenhängendes bildet, müssen sich alle Regelkreise irgendwo treffen oder sich gar überschneiden. Um dies deutlich zu machen, wurde die Abb. 14 gezeichnet. Jeder Regelkreis muß die Leistung der enddifferenzierten Organzelle erreichen. Vor dieser liegt das, was Pischinger die vegetative Basis genannt hat, also das Milieu, in dem die

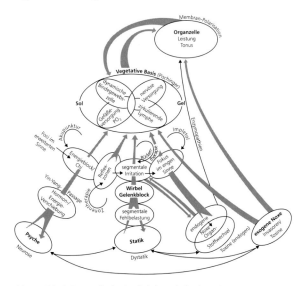

Abb. 14: Biologische Regelkreise (große kybernetische Ebenen)

9 Die biologischen Regelkreise am Menschen | 87

enddifferenzierte, leistungsstarke Organzelle schwimmt, aus dem sie schöpft und in den sie hineinproduziert: das Urmeer. In diesem Milieu endet der zuführende Blutstrom, in diesem Milieu beginnt der abführende Blutstrom, und der abführende Lymphstrom und dieses Milieu werden von vegetativen Nervenfasern gesteuert und verändert (Abb. 15).

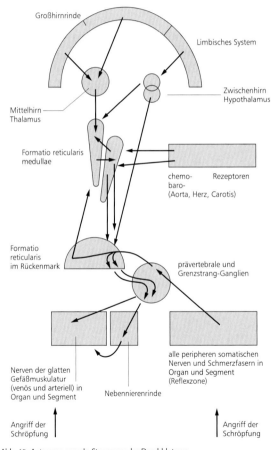

Abb. 15: Autonom-nervale Steuerung der Durchblutung

Die Steuerung erfolgt im kleinen von der Organzelle her und im großen über das Nervensystem mit allen Nozizeptoren bis zum Gehirn hinauf und über den Körper hinaus von der Umwelt her. Hierbei kennen wir anatomische Leitungsbahnen, chemische Transmitter zwischen ihnen, immunologische Prozeßkaskaden und nehmen darüber hinaus elektrische und elektromagnetische Feldlinien an sowie Lichtwellen aus den Zellkernen, auf denen Informationen sich ausbreiten. Die vegetative Basis bzw. das Milieu, in dem die enddifferenzierte Organzelle schwimmt, befindet sich in steter Bewegung. Die Bindegewebszellen darin und das undifferenzierte Bindegewebe verändern Konsistenz und Form. Bindegewebszellen bilden sich neu oder entleeren ihren Inhalt unter Auflösung ihrer selbst in die Umgebung. Die vegetative Basis stellt in ihrer vollen Funktion einen Solzustand dar und kann bei krankhaften Veränderungen zu einem Gelzustand tendieren. Wenn dies eintritt, stellt der Teil, in dem der Gelzustand auftritt, ein Störfeld dar.

Betrachten wir einmal nur die Durchblutung, die in der vegetativen Basis herrscht, so unterliegt sie bereits mehrfachen Impulsen. Dazu betrachten wir nochmals die Abb. 15. Auf ihr ist schematisch nur die autonom-nervale Steuerung aufgezeichnet. Impulse, die von der Großhirnrinde (Gedanken) oder vom limbischen System her (Gefühle) kommen, treffen Zwischenhirn und Hypothalamus (von dem seinerseits Reize zur Hormonbildung ausgehen) und das Mittelhirn und den Thalamus. Die Reize werden dort transformiert und geraten in das verlängerte Rückenmark und in die Formatio reticularis im Rückenmark selbst. Sie werden kontrolliert, vermehrt oder verringert durch vom Gefäßsystem selbst eintreffende Reize, die aus den Rezeptoren an Aorta, Herz und Karotis stammen. Im Rückenmark werden noch einmal Reize hinzugeschaltet, die aus allen peripheren somatischen Nerven (Temperatur-, Druck-, Vibrationssinn etc.) und den Schmerzfasern stammen. Über das große autonome, vegetative „Ordnungs- und Drehkreuz Rückenmark" (Abb. 17, S. 90) erreichen dann die steuernden Impulse via prävertebrale und Grenzstrangganglien die glatten Muskeln der Gefäße in den Organen und auch im Segment (Abb. 15, S. 87).

Ist schon der Vorgang der Reizleitung höchst kompliziert, so wird uns sofort klar, daß die Durchblutung von den verschiedensten Steuerungsebenen des Körpers her zu beeinflussen ist.

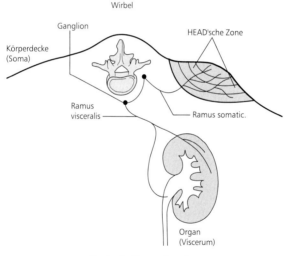

Abb. 16

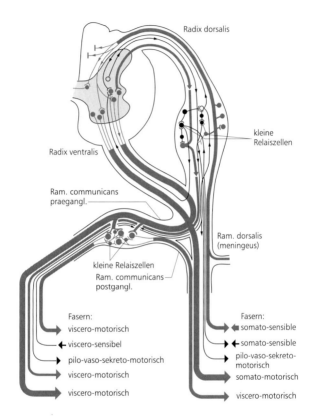

Abb. 17: Das Rückenmark

Innerhalb der großen kybernetischen Ebenen (Abb. 14, S. 86) gibt es untergeordnete Regelkreise:

a) *Die quere Segmentation:*
Regelebene über Kuti-Viszeralbahnen (Reflexbögen), Regelung der Statik der Wirbelsäule usw. (Abb. 4 und 16).

9 Die biologischen Regelkreise am Menschen

b) *Die Längssegmentation:*
Dynamik, Energetik, Beeinflussung durch Psyche und Beeinflussung der Psyche, Regelebene über Akupunktur- und Fußreflexbahnen (Abb. 5–8).

c) *Die immunologische Ebene*
des Darmes im Zusammenspiel mit seinen Symbionten sowie die Belastung seiner Oberfläche wie auch die anderer Körperoberflächen und Schleimhäute durch Bakterien, Pilze, Viren und deren Toxine sowie naturfremder Substanzen aus der Nahrungsmittelchemie, der chemischen Medikamente etc.

Innerhalb dieser Regulationsebenen gibt es nun untergeordnete Regelkreise, welche den Körper in Einzelabschnitten regeln. Im Bereich der queren Segmentation kann man sie von kranial nach kaudal einteilen und benennen, also z. B. HW 1/BW 4 etc. Wir können ihnen auch den Namen nach dem Hauptspinalnerven verleihen, welcher in ihnen sein Ausbreitungsgebiet hat: C 1/TH 4 etc. Eingebürgert haben sich auch Bezeichnungen, die sich von *jenem* tiefen Organ ableiten, welches wie ein Mittelpunkt in seinem Segment ruht: „Herzsegment", „Nierensegment" etc. In der Tat besitzt nun jedes Segment einen praktischen Mittelpunkt, einen „Triggerpunkt", welcher die gesamte Regulationsebene beeinflußt, aber das ihr zugehörige Hauptorgan am auffälligsten:

Beispiel – Herzneurose:

25jähriger Patient, seit einem halben Jahr zunehmend Herzschmerzen, vor allem in Ruhe, abends oder nachts. Dann wacht er mit Beklemmungen auf, reißt das Fenster auf und spürt einen Schmerz, der von der Brust in den linken Arm bis zum kleinen Finger strahlt. Im Ruhe-EKG fallen Extrasystolen auf, die bei Belastung verschwinden. Die Anamnese fördert eine psychische Belastungssituation zu Tage, die schon seit mindestens einem Jahr anhält. Am Rücken sind an der Herzzone zwei harte, schmerzhafte Myogelosen zu finden. Sie liegen über einem Interkostalnerven. In einem weiteren Verlauf in Richtung Wirbelsäule treffen wir dort auf zwei untereinanderliegende Bandscheibenstörfelder (Diskopathie bzw. Subluxation der Wirbelgelenke). Die Schröpfung der Myogelosen, verbunden mit einer chiropraktischen Behandlung der Wirbelsäule, sowie die erneute ernsthafte Versicherung, daß das Herz organisch gesund sei und auch belastungsfähig, lassen die Beschwerden verschwinden. Die „kleine Psychotherapie" ohne Schröpfung hatte vorher zu keinem Erfolg geführt. Fazit: Eine körperliche Störung, die sich bereits auf mehreren Reaktionsebenen im Körper manifestiert, muß auch auf mehreren gleichzeitig behandelt werden.

Die unterschiedlichen Reaktionszonen sind aber auch untereinander eng vernetzt und nicht nur linear-kausal verknüpft.

Beispiel:

43jähriger Patient, seit vielen Jahren spastische Obstipation, Blähungen, ständiges Aufstoßen, Verspannungen im unteren Lendenwirbelabschnitt, Ischias. Er klagt über Extrasystolie und Herzschmerzen. Der Internist stellt eine im EKG feststellbare geringe ST-Streckensenkung fest und bescheinigt eine Prinzmetal-Angina. Behandlung erfolgt durch vorsichtige Massage im Lendenwirbelbereich, wobei die dort sitzenden hartnäckigen Gelosen langsam aufgelöst werden, sowie in einer gleichzeitigen Regelung der Obstipation durch

Psychotherapie und Diät. Die subjektiven Herzbeschwerden verschwinden, und auch im Langzeit-EKG finden sich keine Zeichen der Prinzmetal-Angina mehr.

Eine Störung, die sich in einem Quersegment abspielt, bleibt nicht auf dieses beschränkt, dafür sorgen schon mechanische Vorgänge. Wenn wir zum Beispiel eine Wirbelfehlstellung im Bereich HW 7/TH 1 beobachten, so wissen wir, daß dort Muskeln und Sehnen ansetzen, die über mehrere Segmente verlaufen. Die Wirbelfehlstellung verursacht eine Instabilität der Wirbelsäule mit Druck auf Spinalnervenwurzeln, die ihrerseits eine Durchblutungsstörung ganzer Körperteile induzieren können (Trophik). Der Organismus versucht, mittels Muskelzug den instabilen Wirbelort zu stützen. Da Muskeln für einen Dauerzug nicht eingerichtet sind, kommt es in ihnen zu Krampfbäuchen (Gelosen). Diese stellen ihrerseits gestörte Segmentabschnitte dar. Da die verkrampften Muskeln und Bindegewebszüge über mehrere Segmente laufen, werden sie auch an ihrem Ursprung „rupfen und reißen" und gegebenenfalls dort eine neue Instabilität (Teilverrenkung = Wirbelgelenkblockade) hervorrufen. So kann sich eine Störung zum Beispiel vom Atlas bis hin zum letzten Lumbalwirbel langsam verschieben und auf ihrem Wege nach kaudal die unterschiedlichsten Segmentstörungen im gesamten Körper auslösen. Dazu ein Beispiel, welches der Kollege Schönberger in seinem Aufsatz: „Signale der gestörten Wirbelsäule" berichtet hat.

„Eine Frau leidet seit einer Geburt an geringfügigen statischen Beschwerden, dann im Laufe der Jahre zusätzlich an Obstipation, Oberbauchbeschwerden, Schulterarmschmerzen und schließlich an einer äußerst therapieresistenten Dauermigräne, die von mehreren Chirotherapeuten erfolglos immer wieder – aber nur

> an der HWS – behandelt wurde. Die Röntgenaufnahmen der HWS sind in diesem Falle wiederum makellos – ein zu erwartendes Signal fehlt. An der LWS jedoch besteht ein erheblicher Befund mit Beckenverwringung, 3 cm variabler Beinlängendifferenz (im Sitzen und Liegen), dicke „Wellblech"-Fibrositis der Nates. Während des Geburtsvorganges vor Jahren war es zu einer Subluxation (Blockade) mehrerer kleiner Wirbelgelenke im Bereich der LWS und vor allem zu einer solchen im Bereich der Iliosakralgelenke gekommen. Nach Mobilisierung des Beckengebietes empfand die Patientin sofort strömendes Wärmegefühl bis zum Kopf, die Beine wurden gleich lang, der Kopf heller. Nie mehr Kopfschmerzen! ergab die Kontrolle nach Jahren. Eine Behandlung genügte. Die Fibrositis verschwand, die Beine blieben gleich lang."

Das Zurechtrücken innerhalb der orthopädischen Regulationsebene kann und sollte durch eine Schröpfung eingeleitet werden. Es kann in günstigen Fällen durch eine Schröpfung der Hauptgelose im Segment der Effekt alleine ausgelöst werden, denn, wie Schönberger weiter schreibt: *„Auf die Blockierung von Wirbelgelenken reagiert nämlich das gesamte Segment als Einheit von Haut, Sympathikus und Parasympathikus, Subkutis, Muskeln, Gefäß, sensibler und motorischer Nerv und die davon innervierten Organe. Die Blockierungen sind teils Faktor, teils Causa der entstandenen Leiden."*

Das ganze Segment ist also blockiert, und oft muß diese Blockierung gleichzeitig an mehreren Orten dieses Segmentes durchbrochen werden.

Beispiel:

Ein 18jähriger, athletisch gebauter Elektriker wird von seinem Arbeitgeber zu mir geschickt. Seit einer Woche

ist er arbeitsunfähig geschrieben, da er an heftigen Schmerzen zwischen den Schulterblättern leidet und davon ausgehend Krämpfe in der Herzregion verspürte. Er könne nicht mehr durchatmen, hätte starke Angstgefühle und wache nachts auf, da er beim Umdrehen im Bett dolchartige Stiche im Rücken habe. Der Hausarzt hatte ihn für weitere 14 Tage krankgeschrieben, der Arbeitgeber könne aber seinen Gesellen momentan kaum entbehren. Der junge Mann gibt an, mehrfach erfolglos Injektionen in den Muskel bekommen zu haben und auch mehrfach erfolglos chiropraktisch behandelt worden zu sein: „Kaum war ich aus dem Sprechzimmer draußen, schon fuhr es mir wieder ins Kreuz."
Der Patient wurde zunächst an den überaus verspannten Gelosen des Rückens geschröpft, danach erst eingerenkt, und in die Cutis wurden einige Quaddeln mit Mistelextrakt gesetzt. Er war noch in der nächsten Stunde arbeitsfähig, und ein Rückfall ist nie wieder aufgetreten.

2. Beispiel:

Eine 75jährige Frau klagte seit Jahren zunehmend über heftige Schmerzen im Bereich des Nackens und des Kreuzes. Der Tastbefund ergab eine „steinharte Verhärtung" der Schultergürtelpartie und der LWS-Beckenregion. Röntgenologisch waren außer altersgemäßen Abnutzungserscheinungen keinerlei Veränderungen zu finden. Der Nebenbefund ergab eine seit vielen Jahren bestehende hartnäckige Obstipation. Nach Regulierung der Obstipation durch diätetische Maßnahmen, die von der Patientin streng befolgt worden waren, ordneten sich die blockierten Reflexzonen ohne weitere Lokaltherapie. Die Patientin wurde beschwerdefrei. In diesem Falle konnte die Regulierung des Störfeldes Darm über die Nebenregulationszone „Darmoberfläche" das zugehörige LWS-Segment heilend beeinflussen sowie der diätetische Angriff am „Organ Magen" sein HWS-Reflexzonengebiet heilen.

Die orthopädische Regulationsebene wurde hier stellvertretend für andere Regulationsebenen durchleuchtet. Natürlich findet sich das Auftreten solcher Segmentblockaden genauso bei Störungen in anderen Hauptregulationsebenen.

Die segmentalen Irritationszonen werden natürlich auch von Entzündungsherden erzeugt, die in Mandeln oder Zähnen sowie im Darm sitzen können. Dieser stellt eine große Säule der Beeinflussung der vegetativen Basis verschiedenster Organe dar.

Beispiel:

Eine etwa sechzigjährige Frau litt schon lange und zunehmend an Schulter- und Kreuzschmerzen und klagte über ständige Infekte. Keine Schmerztherapie fruchtete. Antibiotika wollten nicht mehr greifen. Schulter und Kreuzbereich zeigten sehr schmerzhafte Übergangsgelosen und Leeregelosen. Durch eine Fastenkur mit Zufuhr und Lenkung von Symbionten verschwanden die Gelosen, alle Beschwerden, und auch die Infektresistenzschwäche.

Andererseits läßt sich eine direkte Beeinflussung der vegetativen Basis durch psychische Reize erkennen. Allein schon der Spannungszustand, in dem ein Mensch sich befindet, seine Ausgeglichenheit oder Unausgeglichenheit wirken sich auf die Durchblutung aus. Der psychische Spannungszustand hat Veränderungen bestimmter Organe zur Folge – wir haben weiter oben darüber berichtet –, so daß auch er sich am „Zentralorgan des paravertebralen Gewebes" handgreiflich erfassen lädt. Untereinander hängen alle die soeben erwähnten Regulationsmöglichkeiten zusammen und beeinflussen die Durchblutung der vegetativen Basis. So kann eine seelische Haltungsänderung eine statische Haltungsänderung erzeugen. Man denke z. B. an die Erfolge Alexanders (Alexander-Methode). So kann ein erheblich stoffwechselbelasteter Darmherd die Statik der Wirbelsäule beeinflussen, andererseits aber auch schwerstens die Psyche beeinträchtigen, z. B. über den Roemheldschen Mechanismus.

Die Abb. 14 zeigt die Vernetzung der einzelnen Regelkreise untereinander.

Da man mit der Schröpfung unmittelbar in die biologischen Regelkreise am Menschen eingreift, muß man sich anhand eines Schemas verdeutlichen, wo man arbeitet und was man bewirken kann. Dann wird man nicht einfach jede ertastbare höckerige Stelle am Körper frisch drauflosbehandeln in der Hoffnung, daß dieser schon daraus mache, was recht sei. Ein solches Vorgehen setzt nur Narben und somit mögliche zusätzliche Belastungen im Sinne der Neuraltherapie.

> Es gibt keine Materie an sich. Alle Materie entsteht und
> besteht nur durch eine (einzige) Kraft, welche die
> Atomteilchen in Schwingung versetzt und sie zum
> winzigsten Sonnensystem unseres Alls zusammenhält. ...
> Das Atom öffnet der Menschheit die Tür in die
> verlorene und vergessene Welt des Geistes.
> Energie und Masse sind nur zwei verschiedene Erscheinungen desselben
> Phänomens. Oder: Der Geist ist in der Tat Urgrund der Materie.
> Max Planck

10 Blutfülle/Blutleere – Energiefülle/Energieleere

Die Begriffe Blutfülle oder -leere bzw. Energiefülle oder -leere entstammen der alten chinesischen Akupunkturlehre. Sie wollen einen Teil der bei Krankheiten auftretenden Verschiebungen im Ordnungsgefüge des Körpers bezeichnen.

Blut ist der allgemeine Ausdruck für zirkulierende Körperflüssigkeiten (Blut, Lymphe, Hormone). Energie bedeutet in der Gegenüberstellung mit Blut als Antagonist die den Tonus der Gefäße und Gewebe regulierende nervale Kraft (Heribert Schmidt).

Blut dient der „Ernährung" der Organe und kann sich nur bewegen, wenn antreibende Energie vorhanden ist. Diese ist wiederum ein Teil der dem gesamten Organismus innewohnenden Energie, welche in der östlichen Medizin mit Chi bezeichnet wird. Die das Blut antreibende Teilenergie steht mit Chi in einem ständigen Kopplungsverhältnis.

Bei normalem Gefäß- und Gewebetonus entstehen im Blutstrom keine Stauungen. Ein Schröpfort zeichnet sich jedoch entweder durch eine Blutstauung (lokale Fülle) oder durch einen Blutmangel (lokale Leere) aus. Einen

10 Blutfülle/Blutleere – Energiefülle/Energieleere

extremen Blutmangel finden wir z. B. auf der Höhe einer Systole im Herzmuskel. Wir sprechen dabei vom Weißpressen des Myokards. In diesem Augenblick erfaßt den Herzmuskel maximale Energie. Würde die Energie jetzt verharren und nicht wieder abfließen, käme es zum systolischen Krampfzustand, zur Ernährungsstörung und zum Herztod.

Dort also, wo Energie-(Über-)Fülle herrscht, breitet sich Blutleere aus. Wir finden dieses Phänomen weniger extrem, aber generalisiert an allen Orten, welche wir durch Trockenschröpfen (Blutherbeiziehungen) behandeln.

Wenn wir nun umgekehrt auch demonstrieren können, daß eine lokale Blutfülle eine Energieleere nach sich ziehen kann, so würden wir folgendes Diagramm entwickeln, welches uns die antagonistischen Begriffe Blut und Energie bildhaft macht:

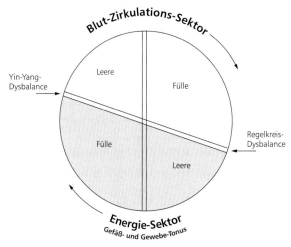

Abb. 18

Am Menschen und in der Praxis läßt sich das ebenfalls demonstrieren. Dazu betrachten wir die Abb. 19 und verwenden zwei Beispiele aus der Praxis.

1. Beispiel (linke Seite der Abb. 19):

Bei einer lokalen Blutzirkulationsstörung (Fülle) im Schulterdreieck finden sich in den durchziehenden Meridianen des Dünndarms oder Drei-Erwärmers zur Peripherie hin Symptome, welchen die chinesische Medizin einem Energieleerezustand dieser Meridiane zuschreibt. Dies sind z. B. Pelzigkeit, Kälte, Parästhesien, Neuralgien oder rheumatische Gelenkdegenerationen als Ausdruck andauernder Gewebehypoxie. Auch zum Kopf hin können im Ausbreitungsgebiet der Meridiane – oder allgemeiner formuliert der Regulationsbezirke – Leerezeichen auftreten: Gesichtsneuralgie, Schwindel, periorale Parästhesien, chronische Nebenhöhlen-Infekte.

2. Beispiel (rechte Seite der Abb. 19):

Eine typische Füllegelose finden wir bei Frauen im Klimakterium oder auch prämenstruell im Iliosakralwinkel. Sie zeigt uns eine Beckenplethora an. Weder im Becken noch peripher davon befindet sich die bluttreibende Energie dann im Umlauf. Folglich treten Zeichen einer Energiestauung (Fülle) im entgegengesetzten Körperteil, dem Kopf und Oberkörper auf, welche sich als Spannungsschmerz, Augendruck, Hitze und Röte sowie als erethische Unruhe äußern. In kaudalen Abschnitten des Körpers finden sich dagegen Zeichen der Energie-Leere wie Kälte und Wasseransammlungen im Gewebe (Knöchel und Knie) sowie Parästhesien. Die blutige Schröpfung des Iliosakralwinkels stellt hier wie die blutige Schröpfung des Schulterecks im 1. Beispiel innerhalb von Minuten den Energie-

10 Blutfülle/Blutleere – Energiefülle/Energieleere | 101

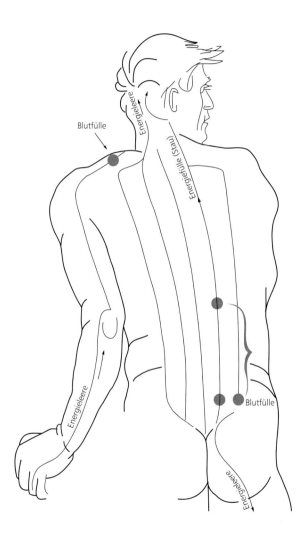

Abb. 19: Beispiel an typischen Orten des Blasen- und des 3E-Regulationssystems

umlauf wieder her. Der Patient steht vom Schröpfstuhl mit allen Zeichen wiederkehrenden Wohlgefühles auf.

Die Akupunkturtherapie kennt analoge Beobachtungen. Beispielsweise lehrt sie, daß an Endpunkten von Meridianen Blutfülle herrschen kann, im Meridian selbst aber Energieleere. Öffnet der Therapeut an einem so gestörten Endpunkt die Kapillaren mit einer Lanzette und läßt Blut abfließen (bringt er also die Hämorheologie nach den Gesetzen des Aderlassens wieder in Gang), so beobachtet er als Ergebnis ein schlagartiges Ansteigen von Energie im Meridian. Ähnlich kann er bei der Claudicatio intermittens Symptome der Energieleere im Bein erst dann beseitigen, wenn er dort die Besenreiservarizen mittels Mikro-Aderlässen entleert, also die herrschende Blutstase (Fülle) auflöst.

Die hier gesetzmäßig als Antagonist des Begriffs Blut beteiligte treibende *Energie* ist – wie bereits gesagt – ein Teilaspekt der allgemeinen Körperenergie Chi, doch jederzeit mit ihr gekoppelt.

Das beweisen uns Menschen, die in der Lage sind, durch geistige Steuerung ihres Chi eine bei ihnen aufgetretene Blutung zu stoppen.

Aufgrund dieser Koppelung finden wir
1. bei allgemeiner, konstitutionsbedingter Energiefülle eines Menschen auch ausgeprägte lokale Verschiebungen der das Blut treibenden Energie und die dazu gehörigen ausgeprägten lokalen Stauungen der Zirkulation, wie dies gerade an klimakterischen Fülle-Patientinnen besonders deutlich zu erkennen ist. Die japanische Medizin hat für solche Konstitutionstypen den Begriff des Oketsu geprägt, der am besten mit „gestautes oder schmutziges Blut" übersetzt wird. Die Oketsu-Patienten sind die dankbarsten Schröpfpatienten.

10 Blutfülle/Blutleere – Energiefülle/Energieleere

2. Bei allgemeiner, konstitutionsbedingter Energieleere oder bei Krankheiten, die sich infolgedessen im Yin-Stadium abspielen, sehen wir viel seltener sowie in der Ausprägung viel geringere lokale Füllegelosen. Hier treten vielmehr die kalten Gelosen auf, in welchen kaum Blut strömt, weil einerseits infolge des allgemein niedrigen Energiepegels kein Impetus in den Teilaspekt des Chi abgegeben werden kann, der das Blut treibt, und weil andererseits in den kalten Gelosen sich lokale Energiefelder kleineren Umfangs sammeln und stehenbleiben: Der Fluß ist unterbrochen, die Energiereste ziehen sich in Pfützen zurück.

In welche Zusammenhänge der Kybernetik wir mit den Schröpftechniken eingreifen, zeigt die anschließende Diagrammserie. Mit ihr hat Heribert Schmidt aufgezeigt, wie Yin-Yang-Dysbalancen mit Hilfe energieanregender oder energieableitender Akupunkturtechnik zur Harmonie gebracht werden können.

In einem kranken Körper ruht der Energiepegel nicht in sich, da eine Dysbalance im Yin-Yang-System aufgetreten ist. Energie wird ständig einseitig verschoben und verbraucht (in Einbahnstraßen!), da der Organismus versucht, mit ihrer Hilfe gestörte Regelkreise wieder auszutarieren.

Das Diagramm (Abb. 20) zeigt ein Balkenkreuz, wobei die Senkrechte bis zum Kreuz die Höhe des Energiepegels angibt, die Waagrechte aber die Neigung des Energiepegels, also den Grad oder die Schüttung des Energieverlustes. Im vorliegenden Fall wird angenommen, daß sich dieses Ereignis in zwei einander benachbarten Körpergegenden oder Regulationskreisen abspielt. Es kann aber auch ebenso in weiter voneinander entfernt liegenden oder in Opposition stehenden Regelkreisen ablaufen.

Therapiert man die energetischen Niveauunterschiede der einzelnen Regelkreise, so tut man gut daran, gleich-

Blutfülle/Blutleere – Energiefülle/Energieleere 10

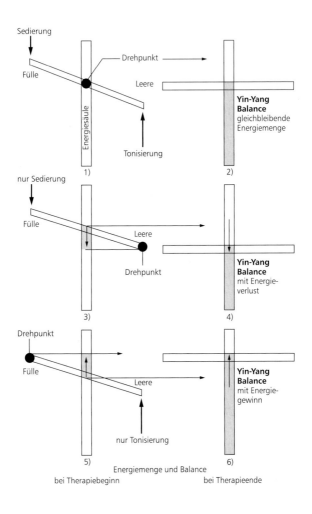

Abb. 20: Energie-Diagramme bei therapeutischer Beeinflussung der Kybernetik

10 Blutfülle/Blutleere – Energiefülle/Energieleere | 105

zeitig das Zuviel hier und das Zuwenig dort zu beheben, da man dadurch rasch zu einer Harmonisierung in den Regelkreisen kommt.

Allein sedierende Maßnahmen, wie dies eine blutige Schröpfung darstellen kann, führen zwar auch zu einer momentanen Energiebalance, senken aber das allgemeine Energieniveau, wie man am Diagrammpaar 3 und 4 beobachten kann.

Beobachtet man beim Kranken einen besonders tiefliegenden Energiepegel, wird man dagegen nur tonisierende Maßnahmen in steter Folge anwenden, um Energie zu gewinnen (Diagramm 5 und 6).

Die meisten chemischen Medikamente greifen in die Regulationsvorgänge des kranken Körpers eher sedierend und inhibierend ein als ausgleichend, und kaum je tonisierend. Man denke an Beruhigungsmittel, *anti*inflammatorische Substanzen, *Anti*biotika…

Nimmt man die Energiediagramme zur Hand, wird offenbar, warum aus akuten Krankheiten dann häufig chronische Leiden entstehen. Außerdem versteht man das Auftreten von Nebenwirkungen besser.

Die blutige Schröpfung scheint zunächst ein allein sedierender, weil ausleerender Eingriff zu sein. In Wahrheit jedoch stellt nur der schmerzhafte Messerschnitt ins Gewebe eine Sedierung dar. Dies wird von Kranken mit überwiegender Energiefülle ohnehin als angenehm empfunden. Die Entleerung der Blutfülle beim Saugvorgang verhilft dazu, den Energiefluß wieder in Gang zu bringen. Die blutige Schröpfung hat also Chi-bahnenden Charakter. Schröpfen wir jedoch blutig in einem blutleeren Bezirk, an einer kalten Gelose, so setzen wir einen sedierenden Effekt auf dort ohnehin nur noch in Resten vorhandene Energiepfützen und bringen andererseits auch keinen energiebahnenden Effekt zustande, weil keine Fülle des Antagonisten *Blut* vorgelegen hat. Wir verstärken nur die herrschenden krankmachenden Prozesse innerhalb der beiden kybernetischen Regulatoren *Blut* und *Energie*, statt sie zu mindern (Abb. 18, 20).

Aus den Diagrammen läßt sich also hervorragend lesen, warum die beiden Methoden Schröpfung und Akupunktur sich so ideal ergänzen. Ebenso leuchtet ein, warum das Schröpfen nur in besonderen Krankheitsfällen als Monotherapie angewandt werden kann.

Wenn durch eine geeignete Maßnahme das Energie- und Blut-(Fülle/Leere-)Niveau ausgeglichen wurde, wird sie die Selbstheilung anstoßen und kann rasch und zügig (medicus curat, natura sanat) wieder eine innere Ordnung herstellen und stabilisieren.

Die ursprünglich schädigende Noxe muß freilich erkannt und ausgeschaltet werden, zum Beispiel durch Umstellung der Lebensweise.

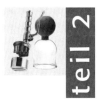

teil 2

11 Praxis der Schröpfkopfbehandlung

11.1 Karteiblatt-Technik

Es ist mühsam, einen erfolgten Schröpfvorgang in Worten zu dokumentieren. Dennoch müssen aus forensischen Gründen und zur Eigenkontrolle die Art und das Ergebnis einer Schröpfung festgehalten werden. In meiner Praxis hat sich das Schreiben von Kürzeln bewährt.

Aus der schematischen Ansicht des Rückens und dem optischen Erfassen des Schröpfvorganges ist die unten angegebene Bilderschrift hervorgegangen. Es empfiehlt sich, bei der ersten Konsultation und Untersuchung den Rücken des Patienten mit den schröpfwürdigen und prospektiven Schröpfstellen unauslöschbar zu skizzieren.

Unter dem gleichen Datum können dann anhand von aus dieser Gesamtskizze herausgenommenen Einzelab-

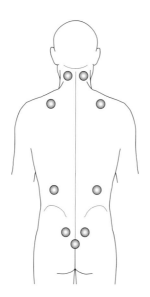

Abb. 21

schnitten die durchgeführte Schröpfung oder mehrere Schröpfungen mit Farbstiften festgehalten werden. Eine erfolgte Schröpfung kann man z. B. als rot gezeichnetes Glockensymbol über einem schwarz gezeichneten Gelosesymbol darstellen.

Prospektive weitere Schröpfungen können mit Bleistift für die nächste Konsultation schräg darunter skizziert werden. Die Skizze kann später bei evtl. Korrekturen leicht wieder aus der Karteikarte entfernt werden. In den Kapiteln über die Schröpftopologie werden die einzelnen Symbole dargestellt.

11.2 Gerätschaften
11.2.1 Schröpfschnäpper

Beim blutigen Schröpfen werden die Haut und das Unterhautgewebe zunächst aufgeritzt (skarifiziert). Hierzu bedient man sich mechanischer Instrumente, welche mit einem Schlag mehrere Schnitte produzieren und dem Patienten hierbei das Nacheinander mehrerer schmerzhafter Einstiche ersparen. Die derzeit besten mechanischen Instrumente, Schröpfschnäpper genannt, stellt die Firma Kirchner & Wilhelm, KAWE, in Asperg her. Den Vertrieb übernimmt Fa. NOZ, mit gleicher Adresse. Diese Schnäpper sind voll sterilisierbar und besitzen auswechselbare und in ihrer Anzahl zu variierende Messerchen. Mittels eines einfachen Drehmechanismus kann man auch deren Schnitt-Tiefe einstellen. Bei mehrmaligem Gebrauch des Schröpfschnäppers an derselben Schröpfstelle bleiben jedoch kleine Hautnarben zurück. Diesem Umstand kann man entgehen, wenn man die Hämolanzette verwendet.

11.2.2 Hämolanzette

Die Hämolanzette gibt es als Einmalmesserchen steril verpackt. Allerdings muß man mit ihr kräftig und mindestens

10x einstechen, ehe eine dem Schnäppern vergleichbare Skarifikation entstanden ist. Der Einstich mit der Hämolanzette erfolgt relativ schmerzarm, ist jedoch etwas schmerzhafter als der Gebrauch des Schnäppers. Das Vorgehen empfiehlt sich dennoch besonders bei Frauen und Mädchen, bei denen Schröpfnarben unter allen Umständen vermieden werden sollten.

11.2.3 Rasierklinge

Hat man beide Instrumente nicht zur Hand, kann man sich auch einer Rasierklinge bedienen, die man vorher durch die Flamme gezogen hat. Ältere Ärzte werden möglicherweise auch noch eine

11.2.4 Ponndorf-Impflanzette

besitzen. Auch diese ist ein durchaus geeignetes Instrument, um die Skarifikation durchzuführen.

Es empfiehlt sich, in der Praxis mit hoher Schröpffrequenz mindestens 15 Schnäpper bereitliegen zu haben, da durch die fortlaufende Sterilisierung immer ein Drittel bis zur Hälfte nicht sofort greifbar sind. Beim Sterilisationsvorgang verlieren die gegeneinander beweglichen Teile des Schnäppers ihre Gleitfähigkeit etwas. Daher betupft man sie anschließend mit einem Tropfen Silikonöl. Die Ablage der Schröpfschnäpper erfolgt in einer sterilisierbaren V-2-A-Stahlschale mit Deckel.

11.2.5 Schröpfgläser

Mehrere Firmen bieten Schröpfgläser an. Ich persönlich beziehe meine ebenfalls von der Firma Kirchner & Wilhelm. Es gibt unterschiedliche Ausführungen dieser Gläser. Zunächst einmal bezieht sich dies auf die Wandstärke der Schröpfgläser. Ich selbst benutze nur die sogenannten Dünnwandgläser. Sie sind handlich und leicht und können beim Schröpfen in Sitzposition am besten verwendet werden. Es gibt sie in unterschiedlichen Größen. Man sollte stets etwa je 20 Gläser der verschiedenen Größen bereithalten.

Daneben gibt es dickwandige Gläser, deren Handhabung etwas komplizierter erscheint und die auch nur beim liegenden Patienten zur Anwendung kommen können. Schröpft man mit ihnen in sitzender Position, fallen sie durch ihr Eigengewicht zu rasch zu Boden. Dünnwandgläser und Dickwandgläser eignen sich gleichermaßen für die Saugglockenmassage.

Schließlich gibt es noch Dickwandgläser, die mittels einer Pumpvorrichtung evakuiert werden können. Ihre Handhabung ist besonders umständlich. Die Abpumpvorrichtung ist meiner Meinung nach unnötig (siehe Technik des Schröpfens, S. 115).

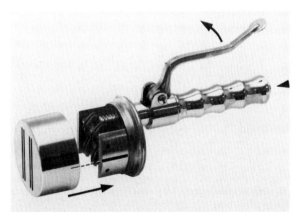

Abb. 22: Der moderne Schröpfschnäpper

11.2 Gerätschaften | 113

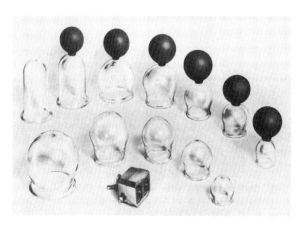

Abb. 23: Unterschiedliche Schröpfglocken

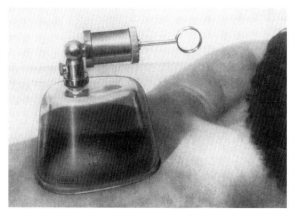

Abb. 24: Mechanisches Abpumpgerät an dickwandiger Saugglocke

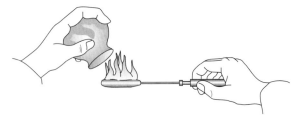

Abb. 25: Auch eine Methode der Evakuierung von Schröpfglocken

11.2.6 Feuer- und Wattespender

Ich empfehle, das Evakuieren der Schröpfgläser mittels einer kleinen Menge abgebrannter Watte vorzunehmen. Da in einer frequentierten Schröpfpraxis stets mehrere Patienten gleichzeitig geschröpft werden müssen, empfiehlt sich ein Dauerbrenner (Bunsenbrenner mit Propangas oder Spiritusbrenner), um die Watte abzubrennen. Watte sollte in einem separaten Spender stets griffbereit sein. Gläser, Brenner und Watte plaziert man am besten auf einem Tablett. Die Schröpfschnäpper werden gesondert aufbewahrt.

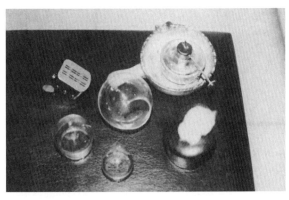

Abb. 26: Die einfachste Methode, zum Schröpferfolg zu gelangen, ist auch die beste.

11.3 Technik des Schröpfens
11.3.1 Das trockene Schröpfen

Zum trockenen Schröpfen wird der entkleidete Patient bequem auf eine Liege gebettet. Mittels eines Filzschreibers oder Fettstiftes zeichnet der Therapeut die zu behandelnde Stelle genau an. Die Helferin gibt ein wenig feinst aufgeflockte Watte in den Schröpfkopf, wobei ein Ende des Watteflockens mit einem Tropfen Wasser am Boden der Saugglocke angeklebt wird. Dies ist deshalb wichtig, weil zum Evakuieren der Saugglocke diese Watte nun angezündet wird und *in einem Husch aufbrennen* soll. Da der Schröpfkopf am Ende dieses Aufbrennvorganges auf die Haut des Patienten aufgesetzt wird, könnte ein Rest brennender Watte auf den Patienten fallen und eine kleine Brandwunde erzeugen, wenn die Watte vorher nicht angeklebt worden ist.

Der teilweise evakuierte Schröpfkopf saugt nun ein Stück Haut und Unterhautgewebe des Patienten an. Läßt man die Saugglocke auf der Haut stehen, verfärbt sich das darunterliegende Areal nach kürzerer oder längerer Zeit bläulich. Es kommt zur Bildung von Extravasaten. Der Trockenschröpfvorgang ist damit beendet, und die Schröpfglocke wird abgenommen.

Für das Handhaben von Trockenschröpfungen bewähren sich auch Gläser mit angesetztem Sauge-Gummiballon.

Da beim Trockenschröpfen meist größere Areale bearbeitet werden, läßt man mehrere Saugglocken nebeneinander stehen. Wenn die Saugglocken zu lange auf der Haut stehen, kann es zu einem Austritt von Lymphe in das Stratum corneale kommen, wobei die obersten Schichten der Hornhaut wie bei einer Verbrennung abgehoben werden können. Dieser Vorgang ist nicht unbedingt erwünscht. Die entstandenen Lymphbläschen punktiert man mit einer Hämolanzette und verbindet dann die ganze Stelle.

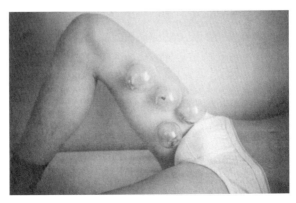

Abb. 27: Trocken aufgesetzte Schröpfgläser an einer gynäkologischen Reflexzone

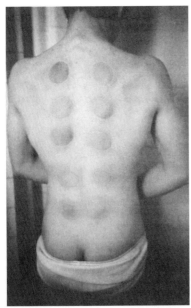

Abb. 28: Typische Saugeffekte nach geglückter Trockenschröpfung

11.3.2 Die Schröpfkopfmassage (Saugglockenmassage)

Die zu bearbeitende Stelle am Patienten wird mit einem guten Öl eingerieben. Will man eine therapeutische Wirkung durch das Öl zusätzlich erreichen, verwendet man japanisches Pfefferminzöl oder Echtronervalöl® der Firma Vogel & Weber. Wie beim Trockenschröpfen wird nun ein Schröpfkopf auf die Haut aufgesetzt und im zu bearbeitenden Areal verschoben. Hierbei zieht man ähnlich wie bei einer Bindegewebsmassage den angesaugten Hautbezirk mit der Schröpfglocke weiter. Es entstehen auch hierbei Extravasate. Allerdings kommt es wohl gelegentlich auch zu einem Zerreißen kleinster Äderchen in der Unterhaut. Dieser Vorgang ist erwünscht. Wenn die zu bearbeitende Stelle bläulich oder rötlich verfärbt ist, beendet man die Saugglockenmassage. Die Saugglockenmassage kann wie eine stark durchgeführte Bindegewebsmassage schmerzen.

Je kleiner die Öffnung des verwendeten Glases, desto weniger schmerzt es.

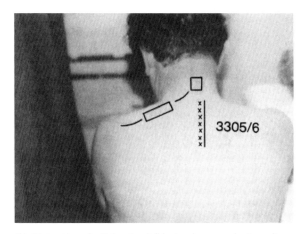

Abb. 29: Anzeichnen des Rückens (persönliche Anweisungen an das Personal)

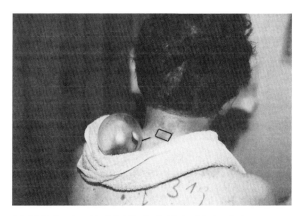

Abb. 30: Blutig aufgesetzter Schröpfkopf mit einfacher Schutzmaßnahme gegen unbeabsichtigtes „Abfallen" des sich füllenden Glases

Saugmassage nach Zöbelein

Ganz erheblich vereinfacht gestaltet sich die Saugglockenmassage mit dem von Hans Zöbelein entwickelten Gerät. Mit ihm können auch Areale bearbeitet werden, die wenig Unterhautkörper besitzen, wie Narben über Knochen oder der Schädel. Das Gerät ist sterilisierbar, variabel saugend, und die Monographie des Autors „Die Petechiale Saugmassage" ist eine wahre Fundgrube an lesenswerter Erkenntnis über die Reflexologie.

Chinesische Münzmassage

Sie wurde früher mit dem Rand einer großen Münze durchgeführt. Heute nimmt man am besten den eines Schröpfdünnwandglases. Mit ihr komplettiert man eine Saugmassage oder setzt sie alleine ein, vorzugsweise in der Nackenpartie, auch am ganzen Rücken, wenn man gleichzeitig ein ätherisches Öl verwenden will. Ich gebe in Penaten®-Öl einige Tropfen dreifach konzentriertes Pfeffer-

11.3 Technik des Schröpfens

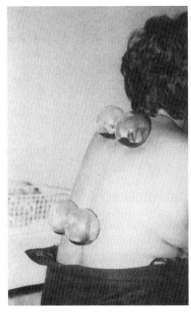

Abb. 31: Blutiges Schröpfen der Nierenzone und Tor des Windes bei Asthma und Fülletypus

minzöl. Ich verwende sie gerne vor einer Akupunktur im Bereich C 4 oder als Ergänzung zur Saugglockenmassage, wenn diese zu wenig Petechien erzeugt hatte.

Beispiel:

> Vor drei Jahren erlitt eine jetzt 56jährige Frau eine Rippenserienfraktur mit großen Hämatomen. Noch jetzt klagt sie über ständige Schmerzen im ganzen Brustkorb. Die Lunge fühle sich wie „verklebt" an. Nachts kann sie auf der Seite nicht schlafen. Auf die erste Schröpfkopfmassage, die dem gesamten Brustkorb auf der ehemals verletzten Seite ein „martialisches Aussehen – blaurot gestriemt" verlieh, kam es eine Nacht

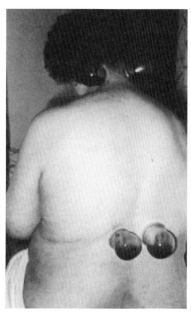

Abb. 32: Schröpfen bei „Nieren"-Migräne und Fülletypus

lang zu erheblichem „Arbeiten" in der behandelten Seite und zu Schlaflosigkeit. Von da an besserten sich alle Symptome, und als die „Blutergüsse", wie die Patientin sie nannte, verschwunden waren, waren auch die Beschwerden vorbei.

11.3.3 Die blutige Schröpfung

Der Therapeut untersucht den Rücken des Patienten, wie dies im Kapitel 2 „Der Rücken als diagnostisches Arbeitsfeld" (S. 27) beschrieben worden ist. Während dieser Untersuchung bezeichnet er mit Filzschreiber die zu schröpfenden Hautstellen. Vom Therapeuten werden dann mit Wundbenzin diese Stellen vom Hautfett gesäubert, angeschnäppert oder angestichelt und der wie beim trockenen

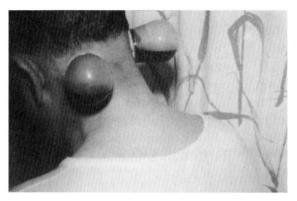

Abb. 33: Schröpfen der Nackenzone (Okzipitalzone)

Schröpfen evakuierte Schröpfkopf aufgesetzt. Aus der geschnäpperten Stelle tritt Blut in den Schröpfkopf. Ist dieser zu einem bis zwei Dritteln gefüllt, wird er vorsichtig abgenommen und ein neuer evakuierter Schröpfkopf aufgesetzt. Der Schröpfkopfwechsel wird so lange wiederholt, bis aus den zu schröpfenden Stellen kein Blut mehr nachdrückt. Dann ist der Vorgang beendet. Die kleine Wunde wird mittels eines Heftpflasters, das man mit einer Wundsalbe oder einfach mit Nivea bestreicht, abgedeckt. Der Wundverband wird 2 Tage belassen. Danach kann wieder gebadet werden. Der Inhalt des Schröpfkopfes wird in einen wasserdichten Abfalleimer entleert, das Schröpfglas anschließend mit fließendem Wasser und Bürste sowie mit einem Desinfektionsmittel gespült, getrocknet und sterilisiert. Das Personal trägt Einmalhandschuhe.

Wenn Schröpfgläser an faltiger Haut schlecht saugen, umstreicht man ihren Rand dick mit Niveacreme.

Das blutige Schröpfen kann am liegenden Patienten vorgenommen werden. Diese Stellung wird besonders bei empfindsamen und schreckhaften Patienten bevorzugt oder bei solchen, die zu Kreislaufkomplikationen neigen. Üblicherweise schröpft man aber im Sitzen. Ich habe den Eindruck, daß der Arbeitsablauf für das Personal dadurch erleichtert wird. Die Schröpfstelle wird außerdem besser entleert, und es erfolgt eine effektivere Heilung.

Kann sich der Therapeut nicht entscheiden, ob er eine blutig zu schröpfende oder trocken zu schröpfende Gelose unter den Fingern hat, mag er sich mit folgendem Kunstgriff ein wenig helfen:

Die Haut des Patienten wird mit einem Pfefferminzöl eingeölt. Der Therapeut nimmt eine Münze oder einfach den Rand einer Schröpfglocke und bestreicht kräftig die verdächtigen Stellen. Kommt es nach wenigen Strichen schon zu einem Effekt, ist die Indikation für eine blutige Schröpfung zu 90 % gegeben.

Ich persönlich lege großen Wert darauf, in welcher Richtung die kleinen Skarifikationswunden gesetzt werden. Hierbei halte ich mich nicht immer an die Hautspaltlinien, sondern streng an die Verlaufsrichtung der Akupunkturmeridiane. Ich vermeide tunlichst, diese durch querverlaufende Narben zu schädigen.

11.4 Komplikationen beim Schröpfen

Beim blutigen Schröpfen können Komplikationen auftreten. Labile Patienten neigen – besonders beim ersten Mal – dazu, eine Kreislaufschwäche zu entwickeln. Diese hat in den meisten Fällen psychologischen Grund. Die Angst und die Erregung vor dem unbekannten Eingriff verliert sich nach der ersten Bekanntschaft mit ihm und besonders dann, wenn die wohltuende Wirkung einer Schröpfung verspürt worden ist. Bei der Schröpfung an der Herzzone auf der linken Schulterhöhe oder an der Hypertoniesülze kann es aber zu echten hypotonen Nachschwankungen kommen, so daß der Patient während der Schröpfung besonders sorgfältig beobachtet werden muß. Man wird ihn während des Schröpfens öfter betont beiläufig fragen, ob er sich wohlfühle.

Der beginnende Kreislaufkollaps als Komplikation tritt rasch, eigentlich plötzlich ein, und man muß schnell handeln, wenn man den Patienten rechtzeitig abfangen will. Daher soll der Stuhl oder Hocker, auf dem geschröpft wird, stets neben einer Liege stehen. Tritt eine Kreislaufkomplikation ein, fordert man den Patienten mit *lauter Stimme* auf, sich auf die Liege abzustützen, den Kopf tief hängen zu lassen und nimmt dann erst mit einem Handgriff die sitzenden Schröpfköpfe ab. Dann schwingt man den Patienten rasch auf die Liege. Seine Beine werden für einen kurzen Moment hochgehalten oder auf ein daruntergeschobenes Keilkissen gelegt. Mit wenigen Tropfen eines biologischen Kreislaufmittels ist die Stabilisierung des Blutdrucks meist in zwei Minuten wiederhergestellt. Anschließend kann in liegender Stellung die Schröpfung zu Ende gebracht werden.

Gelegentlich kommt es vor, daß der Patient nicht rechtzeitig abgefangen wird. Dann kann es in der Tat zu einer kurzdauernden Ohnmacht kommen. Diese ähnelt dem Exzitationsstadium einer Narkoseeinleitung. Der Patient wird zunächst in Seitenlage gebracht, einige Male leicht auf die Wangen geschlagen und laut angerufen, bis er wieder zu sich kommt, und dann wird wie oben angegeben weiter verfahren. Erfahrungsgemäß tolerieren die Patienten selbst diese kleineren Komplikationen ausgesprochen gleichgültig, höchstens ein wenig verwundert, „daß ihnen dies zustoßen mußte".

Natürlich erlebt man immer wieder, daß selbst bei guter Auswahl des Schröpfortes und bei tiefer Skarifikation wenig oder kein Blut austritt. Manche Therapeuten lassen daher grundsätzlich den Patienten vor dem Schröpfen ein heißes Bad nehmen oder lassen die Schröpfung nach einem Saunagang vornehmen. Andere Therapeuten legen grundsätzlich vor jeder Schröpfung einen Senfpflasterverband für wenige Minuten an, um den weiter oben beschriebenen spastischen Zustand des zuführenden Teils der Kapillarschlingen zu durchbrechen. Eine heiße Kompresse kann sich besonders dann als nützlich erweisen, wenn man schon skarifiziert hat und kein Blut austreten will, ja, wenn der Rand des Schröpfglases eine deutliche Abschnürungsfurche erzeugt. Natürlich wird auch nach solchen Maßnahmen aus einer zu Unrecht blutig angegangenen „kalten Gelose" kaum Blut austreten.

Wenn man versucht, heiße Gelosen trocken zu schröpfen, so können sofort oder mit Latenz heftige Verschlechterungen des Allgemeinzustandes oder des lokalen Befundes auftreten. Ebenso verursacht man beim blutigen Schröpfen einer Härtezone bei völligem Energie-Leerezustand allgemeine Verschlimmerungen und lokal keine Verbesserungen:

Beispiel:

> 46jährige, durch Überanstrengung und Selbstkritik im Geschäft mit den Nerven „völlig ruinierte" Frau. Diagnose: „larvierte" Depression. Beschwerden: Hals-Nackenschmerzen, Herzjagen, eingeschlafene Arme und Finger, Bauchaortapulsieren, kein Appetit, Schlafstörungen. Nach beginnender Erholung Versuch, die Schulterhärten zu schröpfen. Sofortiges Wiedereinsetzen von Depressionen und vegetative Kreislaufentgleisung mit Herz-Kreislauf-Symptomatik und allem „schon überwunden Geglaubtem".

Nach einer ausgiebigen Schröpfung im Kreuzbeinbereich oder auf der linken Schultergegend kann bei insgesamt schwacher Abwehrlage und schwachem Kreislauf eine sich über Tage hinziehende Hypotonie einstellen. Man ist dann gezwungen, kreislaufwirksame Tropfen oder ein tertiäres Glycosid, wie z. B. Miroton®, einzusetzen.

Immer wieder kann man beobachten, daß bei schlecht durchbluteter oder bei schlaffer Haut nur wenig Blut in die Schröpfglocke eintritt und der Rest wie bei einer trockenen Schröpfung in das Unterhautgewebe eindringt. In der überwiegenden Anzahl der Fälle, bei denen dieser Effekt beobachtet wird, wurde an unrechter Stelle blutig geschröpft. Manchmal allerdings – und besonders im Halsbereich – kann man dieses Phänomen dadurch beseitigen, daß man ein Schröpfglas mit einem anderen Durchmesser wählt. Zu Unrecht gesetzte größere Hämatome sollten der besseren Resorption wegen mit einer resorptionsfördernden Salbe behandelt werden.

11.5 Vorsichtsmaßregeln

Wenn man einem Patienten ansieht, daß er wahrscheinlich kreislauflabil reagieren wird, so setzt man ihn quer vor eine Liege auf einen Hocker. Er stützt dann die Unterarme auf die Liege und läßt den Kopf auf die Hände sinken. Dadurch kann man meist hypotone Fehlregulationen vermeiden.

Will man trotz eines allgemeinen Energieleerezustandes des Patienten eine offensichtlich lokale Füllestelle blutig schröpfen, so führt man das am bereits liegenden Patienten durch. Mit gleichzeitig angesetzten anderen Heilmaßnahmen, wie z. B. der Akupunktur, der Elektroneuraltherapie oder homöopathischer Begleitmedikation, wird unmittelbar nach der Schröpfung der allgemeine Zustand tonisiert. Dieses Vorgehen hat sich besonders im Anfall von Kopfschmerzen (auch bei einzelnen Migräneformen), bei Ischiasformen und bestimmten Magenkrämpfen bewährt.

Da beim Schröpfen Narben entstehen können, muß man die zu behandelnde Stelle exakt vermessen und nicht wild einfach jeden am Rücken tastbaren Knoten angehen.

Eine therapeutische Maßnahme, die Narben erzeugt, sollte wirklich nur da angewendet werden, wo man ohne sie eben nicht weiterkommt. Bei Narbenzuständen am Körper finden wir recht häufig eine hiervon ausgehende Fernwirkung (Huneke). Ich selbst habe selten bei Schröpfnarben solche Fokuserscheinungen gesehen. Natürlich muß man aber daran denken und gelegentlich Schröpfnarben mittels Impletol entstören.

Wenn bei einem Patienten Keloide vorhanden sind, wird man dennoch schröpfen, die Schröpfstellen aber sofort mit Impletol unterspritzen.

Gelegentlich treten starke Schmerzen an der Schröpfstelle unmittelbar nach dem Schröpfen auf. Diese lassen sich mit wenigen Tropfen Impletol sofort beheben. Auch der Einsatz von Elektrolyt-Salben (Ionensalbe®) oder Rizinusöl wirkt narbenentstörend.

In der Nierenzone beobachtet man nicht selten, daß trotz richtiger Technik das Schröpfglas einen „weißen Druckrand" um die Skarifikation preßt. Es fließt kaum Blut ab. Dies sollte nicht dazu verleiten, die Schröpfung abzubrechen oder zu beenden. Ein häufiger Gläserwechsel regt das Austreten von Blut an.

Vor jeder Schröpfung wird man einen neuen Patienten darauf aufmerksam machen, daß kleine, feine, weiße Närbchen entstehen können. Wie beschrieben, kann man bei Protest auf die Arbeit mit der Hämolanzette ausweichen.

Wie soll man sich bei einem Patienten verhalten, der wegen einer bedrohlichen Erkrankung unter einer blutverflüssigenden Therapie steht (z. B. unter *Marcumar*)?

Ich selbst habe solche Patienten bei dringender Indikation schon oft geschröpft. Dennoch wird man die Indikation besonders streng stellen und unter einem Quick-Wert von 30 % die blutige Schröpfung unterlassen.

12 Indikationstopologie

Schröpforte, ihre Stellung innerhalb der Regulationssysteme und ihre Bedeutung bei der Behandlung einzelner Erkrankungen

> „sweme ist in dem rücken we,
> deme schrepfet man darmite."
> (Mit dem Kuhhorn schröpfen)
> Kuning vom Odenwalde

Vorbemerkung

Zu Beginn der Aufstellung einer Indikationstopologie soll noch einmal betont werden, daß die Schröpfung als therapeutischer Reiz enge Beziehungen aufweist zu anderen Behandlungen an Reflexzonen. Dies können z. B. Fußsohlenzonenmassage, von-Puttkamer-Reflexzonen-Massage oder Akupunktur sein. Ein in den genannten Methoden erfahrener Therapeut wird allein aufgrund seiner Untersuchungstechnik sagen können, in welchem Regulationssystem eine Erkrankung sich aufhält. Man kann dies auch so formulieren: Krankheitszeichen entstehen nur in jenem Regulationssystem, welches sich nicht in Harmonie mit den übrigen befindet.

Der moderne westliche Mediziner faßt verschiedene Krankheitszeichen als Ausdruck des Leidens verschiedener Organe oder verschiedener Orte (Topologie) auf. Er behandelt diese einzelnen Orte mit unterschiedlichsten Maßnahmen oder Medikamenten. Die unterschiedlichsten Maßnahmen oder Medikamente können sich durchaus gegenseitig negativ beeinflussen. Eine echte Harmonisierung in einem gestörten Regelsystem kann folglich nicht zustande kommen.

Der Therapeut, welcher über das Trigger-Punkt-System der Reflexzonen behandelt, erkennt an, daß er oftmals an ihm zunächst unverständlich scheinenden Punkten arbeitet, nur weil sie gestört sind. Er folgt aber in seinem Tun der Aufforderung des Körpers, „dort zu behandeln, wo's weh tut" und behandelt dabei den Menschen.

Das alte Heilsystem der Akupunktur bot schon seit Jahrtausenden den Versuch, die Polysymptomatik eines kranken Menschen durchschaubar zu machen. Genaue Beobachtung und Betastung der Kranken offenbaren immer in gleicher Weise wiederkehrende Triggerpoints, die sich vom Scheitel bis zur Zehe oder, besser, von den Fingerspitzen bis zu den Zehen aufreihen und einer *Punktekette* entsprechen. Gleichartig ablaufende Störungen haben das Auftreten gleichartiger Punkteketten zur Folge. Es lag nahe, alle – auch die unterschiedlichsten – Einzelsymptome von Unwohlsein, die das Auftreten bestimmter Punkteketten zur Folge hatten, einem einzigen Regelsystem zuzuordnen. Die davon ausgehenden Schlüsse und vor allem der therapeutische Ansatz haben sich innerhalb der Akupunkturmethode als äußerst glücklich erwiesen. Bei näherer Betrachtung gelten sie aber für alle Naturheilverfahren.

Wenn in den folgenden Ausführungen über die Indikation der Schröpfung und die Topologie der Schröpforte immer wieder Bezug auf die Akupunktur genommen wird, so mag das der Tatsache zuzuschreiben sein, daß ihr System ausgereift über Regulationsgebiete Auskunft erteilt.

Um uns auf rascheste und gründlichste Weise über die Rückenzonen zu orientieren, tasten wir von kranial her nach kaudal den Rücken ab. Ich verweise noch einmal auf das Kapitel 2: Der Rücken als diagnostisches Arbeitsfeld. Daher erfolgt jetzt die topologische Beschreibung der Alarm- und Regelpunkte, die ja gleichzeitig auch die therapeutischen Punkte sind, in dieser Reihenfolge. Die Reihenfolge schildert also nicht die biologische Vorrangigkeit einzelner Orte vor anderen.

12.1 Die Nackenzone – Okzipitalzone

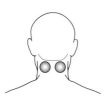

Abb. 34

Auch Organnebenzone genannt
Lokalisation
Im Bereich C 3/4, 2 QF paravertebral im Verlauf des Harnblasen- und des Gallemeridians
Messerrichtung
Parallel der Meridiane
Messertiefe
2–5 mm

Bedeutung

Diese Zone repräsentiert eine Zwischenschaltstation unterschiedlicher Regulationssysteme, welche Bezug zum Kopf aufweisen. Es sind dies vorzüglich die Regelsysteme für Galle, Niere, Drei-Erwärmer und Harnblase. Daher muß, wenn diese Zone auftritt, in diesen Regelkreisen entsprechend nach Störungen gesucht werden. Die Nackenzone kann man somit auch als Organnebenzone auffassen.

Wir finden sie aber grundsätzlich bei vielen, sich im Kopfbereich abspielenden Fehlregulationen und schröpfen sie oft blutig, nie mit stehenden Gläsern trocken, sondern bei Hartspann mit der Münzmassage. Bei der im folgenden aufgeführten Sammlung von Indikationen steht, wenn dies erforderlich ist, das übergeordnete Bezugssystem in Klammer.

Indikationen

Okzipitalneuralgie, Subluxationen der Halswirbelgelenke, HWS-Schleudertrauma, Hypertonie (Niere), Glaukoma (Niere-Leber), Gallenmigräne, Nierenmigräne, Magenfüllemigräne. Sinusitis maxillaris (Galle/Magen), Tonsillitis (Drei-Erwärmer), Verschlüsse (Thromben) im Karotis-Basilaris-Gebiet, Apoplexie und Präapoplexie, Hypertonie.

Auch bei Symptomen, die kaudal vom Kopf gelegen sind, wirkt sich die Nackenschröpfung positiv aus:

Schulter-Arm-Syndrom, Brachialgia nocturna (3-E/Dünndarm), Morbus Raynaud, Digitus mortus, Gefühllosigkeit des Daumens (sehr hoch unter dem Okziput schröpfen) und der ulnaren Finger, Tendovaginitis ulnaris, Epikondylitis. Da das Herz während der Organdifferenzierung von C 4 in die Brusthöhle herabgewandert ist, kann man bei funktionellen Herzbeschwerden (Neuraldruck) eine Zone neben HW 4-HW 6 tasten und schröpfen. Das gleiche gilt für mediastinalen Einflußstau. Patienten, welche an Morbus Parkinson erkranken, leiden nicht selten an starken Schmerzen ihrer steif und unbeweglich gewordenen Schulterpartie. Dort finden sich oft ausgeprägte Füllegelosen, die man blutig schröpfen kann. Die Patienten fühlen sich danach auf Monate hinaus leichter und beweglicher.

Positivbeispiel

1. Schleudertrauma vor 3 Jahren mit hartnäckiger Okzipitalneuralgie. Einmal Schröpfung beiderseits. Zunehmende Besserung bis Heilung.
2. Parästhesie und Pelzigkeit des linken Daumens seit einem halben Jahr. Drei Schröpfungen seitengleich, sehr hoch angesetzt neben Atlas und Axis im Abstand von ca. 1 Woche. Rasche Besserung bis zur Heilung.

Negativbeispiel

Schwindel und Schmerz ausgehend von einer Blockade im Bereich HW 3/4. Schröpfung zweier „Gelosen" paravertebral. Verstärkter Schwindel, Gefühl der Hirnleere, funktionelle Extrasystolie für ca. 14 Tage.

12.2 Das Schulterdreieck

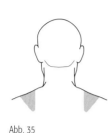

Abb. 35

Lokalisation
in C 4, Gelosen im Musculus supraspinalis bzw. im darauf liegenden lateralen Trapeziusanteil und dessen Bindegewebe
Messerrichtung
parallel des Meridians Drei-Erwärmer
Messertiefe
5–8 mm

Bedeutung

Diese Zone repräsentiert mit der vorgenannten das Segment C 4, wohl das wichtigste und allen folgenden Segmenten übergeordnete. Das Segment C 4 kann man in seiner Bedeutung als „Reflexzone der Medulla oblongata" betrachten. Erfahrene Rückentherapeuten und Masseure setzen in dieser Zone stets einen sogenannten Ausgleichgriff, wenn sie irgendwelche anderen Reflexzonen bearbeiten. Wir finden in dieser Zone daher Gelosen bei unterschiedlichen Leiden. Schröpfungen beider Arten werden in der vorgenannten und dieser Zone meist kombiniert ausgeführt. Innerhalb der längssegmentalen Segmentation der körpereigenen Regulative stellt sie ein Durchzugsgebiet dar für das System Dünndarm (Punkt 15), System Drei-Erwärmer (Punkt 15), Galle (Punkt 21) und Blase. Das Schulterdreieck wird also häufig zu behandeln sein.

Indikationen

Von hier aus lassen sich alle entzündlichen Herde im Kopf beeinflussen, darunter besonders die Tonsillen und der Rachenraum (Mandelzone). Da Kopfherde alle erdenklichen Erkrankungen begünstigen oder gar im Gefolge haben – man denke an eine Herzinnenhauterkrankung bei chronischer Tonsillitis –, schröpft man das Schulterdreieck als direkte Herdreflexzone. Nach der Schröpfung sollte man immer die durch die Gelose blockierte Wirbelsäule im oberen, mittleren und unteren Halswirbelbereich chiropraktisch einrichten.

Dann erfolgt die Schröpfung hier bei Okzipitalneuralgie, Schwindel, wenn er durch Halswirbelsäulenstörung hervorgerufen wird, Wirbelgelenkblockaden im Halswirbelbereich oder im oberen Brustwirbelbereich (siehe Muskelansätze von Trapezius und Rhomboideus), Tinnitus.

Das Schulter-Arm-Syndrom, die Brachialgia nocturna, die Fingerparästhesien, der Morbus Raynaud, der Digitus mortus, Tendinitiden und Tendovaginitiden im Arm- und Fingerbereich und auch der Sudeck der Arme oder der Hände werden durch die Schröpfung im Schulterdreieck günstig beeinflußt oder gar beseitigt.

Im Zusammenhang mit Lokalmaßnahmen an der gestörten Stelle wirkt sich die Schröpfung im Schulterdreieck auch aus auf die Epikondylitis, auf Schmerzen und Schwellungen in den Klavikulargelenken und auf Schwellungen und Schmerzen im Bereich der Rippenansätze am Sternum (Tietze-Syndrom).

Sie hat Einfluß auf die Durchblutung der Thyreoidea und auf die Hämorheologie im Mediastinum (Einflußstauung).

In Verbindung mit Hautreizmaßnahmen über Interkostalräumen kann die Schröpfung im Schulterdreieck eine Angina pectoris falsa beseitigen.

Das linke Schulterdreieck sollte jedoch mit gewisser Vorsicht blutig geschröpft werden. Hier überlagert die Herzzone, und es besteht bei labilen oder bei herzkranken Personen die Gefahr des Kollapses. An einen solchen Kollaps kann sich in Einzelfällen eine Tage anhaltende orthostatische Blutdruckfehlregulation anschließen. Auch diese Zone ist bei Parkinson-Kranken oftmals gelotisch, schmerzt und imponiert steif und unbeweglich und spricht dann bestens auf die blutige Schröpfung an.

Positivbeispiel

1. Drei Jahre bestehende Brachialgia nocturna mit Tennisellenbogen. Klinisch-orthopädisch völlig ausbehandelt. Schröpfung im Schulterdreieck, Dauernadel über die Hauptschmerzstelle plaziert. Nach einer Woche völlige Beschwerdefreiheit trotz Tennisspiel.
2. Vier Wochen alte eitrige und therapieresistente Tonsillitis mit Extrasystolie trotz verabreichter Antibiotika. Nach Schröpfung sofortige Abheilung der Tonsillen innerhalb einer Woche. Herzberuhigung erfolgte schon am ersten Tag.
3. Ein 60jähriger, an Morbus Parkinson erkrankter Mann kommt am Arm seiner Ehefrau in die Praxis. Obwohl er auf mehrere Antiparkinson-Mittel gut eingestellt ist, klagt er über belästigende Schmerzen und unerträgliche Steifigkeit im Schulter-Arm- und im Nackenbereich. Dort tastet man verschiedene heiße Gelosen. Er wird in einer Sitzung an vier Stellen (rechts und links jeweils in der Nackenzone und dem Schulterdreieck) blutig geschröpft, steht mit freudig erleichterter Miene auf und kommt erst nach einem halben Jahr wieder, um diese wunderbare Maßnahme erneut zu erhalten. Seine Frau erzählt, daß er endlich wieder selber essen, sich kämmen und den Mantel alleine anziehen könne.

Negativbeispiel

Schulter-Arm-Syndrom, Migräne, ovarielle Depressionen, Fülletyp. Nach doppelseitiger Schröpfung heftigste Migräne mit Kreislaufverfall, stundenlangem Erbrechen. Nur langsame Erholung.

Es wurde in diesem Fall eine Krankheit im Yin-Stadium bei großer Erschöpfung (Leere-Zustand) mit blutiger Schröpfung behandelt.

Das Schulterdreieck wird in über 90 % der Erkrankungen blutig geschröpft. Das unblutige Schröpfen hier oder die Schröpfkopfmassage dient eher der Vorbereitung für eine spätere blutige Schröpfung. Bei depressiven Verspannungen kann die Zone mittels der Schröpfkopfmassage trocken behandelt werden.

12.3 Die Gallenzone und der Leberbuckel

Regulationssystem Galle
Lokalisation
C 7 bis TH 8 rechtsseitig.
Die Gallengelose sitzt in Höhe des Akupunkturpunktes Blase 39, meist knapp über und unter dem medialen Ende der Spina scapulae. Der Leberbuckel schließt sich kaudal an und kann die Rippen nach hinten und lateral ausweiten. Auf den inneren und äußeren Harnblasenmeridianen gelegen, finden sich in ihm ggf. eine bis mehrere druckdolente Gelosen.
Messerrichtung
Verlauf des Blasenmeridians
Messertiefe
8 mm

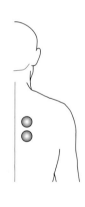

Abb. 36

Bedeutung

Die Schröpfung an diesem Punkt ordnet die Hämorheologie in der Zone und im Zielgebiet. Sie setzt den Tonus der Gallenwege herab. Dadurch kann sich der Galleabfluß aus der Leber beschleunigen. Die Entgiftungstätigkeit des Organs steigt an.

Indikationen

Dyskinesie der Gallenwege, Galle-Leberkapseldruck. Postcholezystektomie-Syndrom: Die Schröpfung bei der Behandlung dieses Syndroms bringt auffallend gute Erfolge. Keine andere Methode kommt ihr gleich. Man erhöht natürlich die Schröpfwirkung beträchtlich, wenn man in gleicher Sitzung die Gallennarbe mit Impletol unterspritzt oder ein Canthariden-Pflaster über den rechten Rippenbogen auflegt.

Alle Arten der Hepatopathie mit den meist mannigfachen subjektiven Beschwerden. Autointoxikation bei Obstipation, Folgezustände von Hepatitis, Pfortaderstauung, Zirrhose. Parästhesien im Leber-Gallegebiet mit juckenden, kribbelnden Sensationen.

Störungen im Bereich des Magens wie Magendruck, Säftemangel oder Hyperazidität.

Da die Leber und die Galle über die Längssegmentation Beziehungen aufweisen zu Auge, Ohr, Tonsillen, Kieferhöhle, Geschlechtsorganen, zu Hüfte, Knie und über den Pfortaderkreislauf auch zu den Hämorrhoiden, werden wir bei Erkrankungen dieser Körperpartien ggf. die gestörte Gallenzone mitschröpfen müssen. Dies gilt besonders für das Glaukom, die Asthenopie, die chronische Sinusitis ebenso wie für alle funktionellen Störungen im Sexualorganbereich wie Periodenstörungen, Mastodynia praemenstrualis, vermehrte Libido.

Krampfaderbeschwerden oder Ulcus cruris am linken Bein hängen merkwürdigerweise mit der Leberdurchblutung bzw. dem Pfortaderkreislauf eng zusammen. Darauf muß ggf. geachtet werden.

Die Gallengelose kann aber auch zum Zentrum von Rückenschmerzen werden, besonders zum Angelpunkt hartnäckiger Omarthritiden.

Frauen beobachten häufig ein Ziehen in den Mammae, ein Schmerzen und ein Kribbeln in diesem Bereich und auch das Auftreten von Knoten. Diese Zeichen können durch Schröpfung in der Gallenzone und einer deckungsgleich auf der linken Seite liegenden Zone verschwinden. Vielen Frauen kann man dadurch die Krebsangst beseitigen. In den meisten so gelagerten Fällen finden wir als Verursacher dieser speziellen Gelosebildung eine Blockierung im mittleren Brustwirbelsäulenabschnitt.

Die Schröpfung der Gallenzone gehört zum wichtigsten Eingriff bei der Behandlung der biliären Migräne. Immer findet sich eine Gelose im gleich- oder gegenseitigen Segment C 3/4. Meine persönliche Therapiekombination besteht in Schröpfung und Akupunktur. Die Behandlungsdauer ist meist kurz, und die Erfolge sind überraschend gut. Im Migräneanfall sollte die Schröpfung der Zone am liegenden Patienten erfolgen. Es muß hierbei besonders auf die richtige Indikation geachtet werden.

Ein Sprichwort lautet: „Es ist mir eine Laus über die Leber gelaufen." Eine Reihe psychischer Störungen ist eng verknüpft mit Fehlleistungen im kybernetischen System Leber – Galle. Depressionen im Klimakterium, Depressionen bei Vollblütigen (Plethora und Polycythaemia vera) können durch die Schröpfung an der Gallenzone rasch verschwinden. Die Behandlung wird gerne mit derjenigen an der Hypertoniesülze (siehe später) verknüpft. Die Patienten äußern meist unmittelbar nach der Sitzung: „Eine Last fällt von mir ab." Das unblutige Schröpfen in dieser Zone erfolgt meist als Schröpfkopfmassage im Bereich beider Harnblasenmeridiane. Wir finden eine wohltuende Wirkung auf die Durchblutung der Leber bei allen Energiemangelzuständen, also besonders bei der Zirrhose.

12.4 Das Regulationssystem Herz und Magen

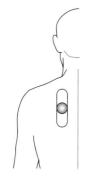

Herzzone-Magenzone
Lokalisation
C 4/C 5 bis TH 5
Messerrichtung
Parallel des Harnblasenmeridians
Messertiefe
5–8 mm

Abb. 37

Bedeutung

a) Magenzone: Bei atonischem Magen oder bei spastischem Angelhakenmagen finden sich in diesem Segment eine, manchmal mehrere isolierte Härten. Bei Gastritis und Hypersekretion liegen sie kongruent zur Gallenzone. Das sie umgebende Bindegewebe erscheint jedoch meist schlaff und atonisch.
b) Herz: Die funktionelle, koronare Erkrankung (Spastik der Koronarien) sowie auf koronare Sklerose überlagerte Spastik findet ihren Ausdruck in einer Gelosebildung in den beschriebenen Reflexzonen. Wir finden sie vor allem bei Plethorikern.
c) Irritationszonen durch Verschiebungen der Statik innerhalb der Brustwirbelsäule. Angina pectoris falsa.
d) Regulationssystem Magen-Migräne, Bezug zu Pankreas, Bezug zu Parodontose.

Indikationen

Die wichtigste Indikation sind die falschen Herzschmerzen. Sie laufen ohne faßbare Veränderungen im EKG ab. Nur zu oft werden sie in die Rubrik der vegetativen Dystonie eingeordnet. Es handelt sich um interkostalneuralgische Beschwerden, die bei gleichzeitig bestehendem Roemheld, bei psychischen Belastungen, bei gleichzeitig bestehenden Foci im Halsbereich und bei Wetterwechsel echte Koronarspasmen und Extrasystolie induzieren können. Diese Vorgänge sind einerseits durch die Herdtheorie nach Huneke und Pischinger, andererseits durch die quersegmentalen kuti-viszeralen Reflexe zu erklären. Nicht selten fehlt die Angabe des Patienten: „Ich kann nicht mehr richtig durchatmen." Die Beschwerden treten auch nachts und besonders in Ruhestellung auf. Viele dieser angeblichen Herzpatienten sind jung, viel zu jung für einen echten Herzschaden. Man kann dieselben Anzeichen jedoch auch bei echten bestehenden Herz- und Herzkranzgefäßschädigungen finden und durch die Schröpfung überlagernde funktionelle Beschwerden beseitigen. Die häufigste begleitende Maßnahme besteht in der gezielten Chiropraxis nach Schröpfung.

Eine weitere Indikation stellt der unerträgliche Juckreiz an umschriebenen Stellen des Rückens dar. Man findet keine klinische Ursache, tastet aber empfindliche Gelosen im Rücken. Eine wirksame Therapie außer der Schröpfung kenne ich nicht. Die Schröpfung muß alle 3 Monate wiederholt werden. Ich sehe also den Grund für diesen Zustand in einer abnormen Parästhesie im Interkostalbereich. Die begleitende Maßnahme neben der Schröpfung besteht in der Anwendung des Cantharidin-Pflasters über dem in das geschröpfte Segment fallenden Wirbelabschnitt. Mit der Schröpfung alternierend können Akupunktur-Dauernadeln auf die Gelosen plaziert werden, wenn sie „kalte" sind.

Schmerzen in der linken Schulter, Omarthritis und Schmerzen in den Rückenmuskeln sind einfach zu lokalisieren und werden bei entsprechender Gelosierung durch Schröpfung günstig beeinflußt.

Die trockene Schröpfung der Magenzone wirkt sich auf den schlaffen, tonuslosen und lufthaltigen Magen positiv aus. Auch die sogenannte Magenmigräne kann durch die Trockenschröpfung und durch die Schröpfkopfmassage im Magensegment positiv beeinflußt werden (Behandlung im Intervall).

12.5 Der Depressionsbuckel

Lokalisation

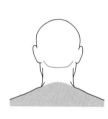

Abb. 38

Er umfaßt das Segment C 4 bis hinab zum Segment TH 5. Die Schultern erscheinen bretthart, der Rücken insgesamt verkrampft. Der Patient kann vor Schmerzen oftmals kaum schlafen. Die Anamnese fördert unverarbeitete Erlebnisse zutage, die der Patient Tag und Nacht mit sich umherträgt. Wir sprechen daher auch von den „Wasserträgerschultern".

Die Schröpfung in diesen verspannten Gebieten bleibt ohne Erfolg. Mißerfolge sind häufiger. Die Schröpfkopfmassage oder Trockenschröpfung kann versucht werden. Eine Wärmetherapie bringt die größte Erleichterung.

12.6 Das Tor des Windes

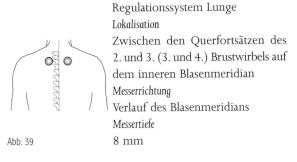

Abb. 39

Regulationssystem Lunge
Lokalisation
Zwischen den Querfortsätzen des 2. und 3. (3. und 4.) Brustwirbels auf dem inneren Blasenmeridian
Messerrichtung
Verlauf des Blasenmeridians
Messertiefe
8 mm

Bedeutung

a) Entlastung der Hämorheologie im kleinen Kreislauf, Entlastung des rechten Herzens. Beeinflussung von Schmerzen, die über den Blasenmeridian zum Kopf aufsteigen.
b) Beeinflussung von Interkostalschmerzen im Bereich der Thorakalsegmente 3/4/5, Oppressionsgefühle.
c) Mediastinalstau wird beseitigt

Indikationen

Asthma bronchiale, Asthma cardiale. Hierbei muß besonders auf genaue Indikation (Blutfülle oder Fülletyp) geachtet werden. Die Schröpfung an diesen Zonen wird meist mit der Schröpfung der Nierenzonen kombiniert. Im Asthmaanfall hilft sie bei allen Plethorikern wie ein intravenös gegebenes Spasmolytikum. Man kann sie als Intervalltherapie alle 4–8 Wochen ohne weiteres durchführen.

Auch infektiöse Lungenerkrankungen reagieren auf die Schröpfung am Tor des Windes. Bachmann und Hufeland bezeichneten die Erfolge hierbei als besonders glücklich und behandelten selbst bei schweren, hoch fieberhaften Pneumonien. Das pleuritische Reiben und der Pleuraschmerz werden hier mit Trockenschröpfungen behandelt.

Therapieresistente Migräniker haben häufig eine Blockade im mittleren Brustwirbelsäulenabschnitt. Mit Schröpfung und Einrenkung in diesem Gebiet läßt sich mit Geduld doch noch ein Erfolg erzielen.

Positivbeispiel

45jähriger Mann mit Polyglobulie. Seit Jahren zunehmende schwerste Cephalaea mit Schwindel und Depressionen. Der Patient berichtet, daß er nicht mehr aus den Augen sehen könne. Er würde sich am liebsten aus dem Fenster stürzen. Zur blutigen Schröpfung gelangen die Nackenzonen, kombiniert mit den Zonen Schulterdreieck und Tor des Windes. Der Patient steht nach der Behandlung auf, ungläubig staunend und berichtet, daß er sich seit vielen Jahren nicht mehr so wohl gefühlt habe. Diese Behandlung mußte bei der vorliegenden Grundkrankheit alle 4 Monate wiederholt werden.

Über eine Palliativbehandlung bei Stauungen im kleinen Kreislauf und im Mediastinum wegen Sarkom habe ich an anderer Stelle bereits berichtet.

Negativbeispiel

68jährige Patientin von hagerer Statur, seit 20 Jahren bestehendes Asthma, mittlerweile mit Lungenemphysem. Druckschmerzhafte Gelosen im Nierensegment und Tor des Windes. Dort blutige Schröpfung. Kein Effekt auf die Asthmaerkrankung, aber deutliche Schwächung des Allgemeinzustandes mit tagelangem Kopfweh.

12.7 Die Pankreaszone

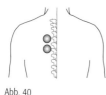
Abb. 40

Lokalisation

BW 5/6 oder BW 6/7, gut handbreit neben der Wirbelsäule im Verlauf des 2. Blasenmeridians. Die Zone ist nur bei sorgfältiger Tastung zu eruieren.

Bedeutung

Die Zone ist meist Ausgangspunkt hartnäckiger Interkostalneuralgien oder abnormer Parästhesien im Rücken, welche die Patienten als Wassertropfenlaufen, wurmartiges Kribbeln, unerträgliches Jucken schildern. Wir finden sie auch im Zusammenhang mit allgemeinem Weichteilrheuma und Rückenschmerzen oder als Ausgangspunkt eines Herpes zoster.

Bei Diabetes mellitus ist sie ebenso auffällig wie bei exkretorischer Pankreasschwäche. Füllezeichen sieht man selten und nur bei Menschen, die zu gerne essen und die Drüse überfordern und fettleibig werden.

Sie tritt aber auf bei der heute weit verbreiteten larvierten Nahrungsmittelallergie (klinische Ökologie nach Randolph), und man darf sofort auf eine Kuhmilchintoleranz schließen.

12.8 Die Nierenzone

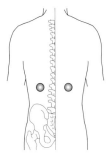

Abb. 41

Regulationssystem Niere-Blase
Lokalisation
Über dem Ansatz der 12. Rippe bis etwa handbreit kaudal von diesem Punkt und 3 Querfinger paravertebral beiderseits im Segment TH 9. Die Zone liegt auf dem inneren Blasenmeridian.
Messerrichtung
Parallel Blasenmeridian
Messertiefe
Mindestens 8 mm, außer bei sehr mageren Patienten
Vorbereitung zur Schröpfung
Bei starker Fettschicht Senfwickel 10 Minuten

Bedeutung

Nach der Schröpfung der Gallenzone ist die Schröpfung dieser Zone am wichtigsten und dient zur Reinigung der Körpersäfte von Schlacken, da der Blutfluß durch die Niere gesteigert wird. Dies rührt wiederum daher, daß der arterielle Bereich innerhalb der Glomerula-Schlingen entkrampft und die Stase im venösen Bereich beseitigt wird. Außerdem kommt es – wie weiter oben geschildert – zu einer Entleerung des „Fokus Nierenzone". Da die Niere im Zentrum des Reinigungsstoffwechsels steht, muß die Schröpfung an der Reflexzone bei vielfältigen Erkrankungen des Körpers mit eingeplant werden.

Indikationen

Rückenschmerzen, Schmerzen im Nierenlager, Weichteilrheumaschmerzen. Migräne: Der Typus Nierenfülle oder Blasenleere (nach Ulrich Abele). Der Schmerz bei der Nierenmigräne tritt im Kopf vorwiegend nachts auf und zieht vom Nacken entlang des Blasenmeridians zum inneren Augenwinkel. Er verstärkt sich beim Liegen und läßt sich mit Kaffee in den Anfangsstadien recht gut beeinflussen. Die Patienten geben an, daß die Augen morgens jucken (hartnäckige, therapieresistente Konjunktivitis) und tränen. Dieses Symptom tritt auch unabhängig von Migräne auf. Mit der Nierenmigräne, aber auch unabhängig davon, sind ausserdem mit der Nierenregulationsstörung verknüpft: Nächtliches Schwitzen, auch außerhalb des Klimakteriums, eiskalter Rücken, kalte Knie und Füße, das Gefühl eines Eisreifens im Knie- oder Knöchelbereich, kalt schwitzende Füße.

Die Patienten beobachten, daß sie häufig einen unbestimmten Druck im Nierenlager empfänden, der sich manchmal mit dem Abgang von großen Mengen klaren Urins löse. Im Intervall haben die Patienten den Eindruck, Urin zu speichern. Der zweite Blutdruckwert ist in solchen Fällen meist über 90 mm Hg erhöht und senkt sich nach der erfolgten Therapie.

Die Schröpfung an der Nierenzone hilft, Antihypertonika einzusparen. Man kann sie kombinieren mit der Schröpfung über dem 5. Lendenwirbel (Hypertoniepunkt). Der Erfolg gibt jenen Autoren recht, welche behaupten, daß ein Gutteil der genuinen Hypertoniker nur verkappte Frühformen der nephrogenen Hypertonie darstellen und zu einer Eiweißspeicherung in der Basalmembran der Kapillaren neigen (Wendt). Die Umstellung der Ernährungsgewohnheiten und des Trinkens unterstützen die Schröpftherapie in großartigem Umfang. Aber auch die Begleitsymptome mancher irreversiblen Hypertonie wie Kopfdruck, präapoplektische Zustände, Pochen im Schädel, Tinnitus und Asthenopie werden durch die Schröpfung gebessert oder beseitigt.

Jede ausgiebige Schröpfung senkt den Hämatokrit des Blutes. Eine Senkung des Hämatokrits um nur 6 % fördert aber die Hirndurchblutung um 50 %. Man kann sich daher leicht vorstellen, daß Druckzustände im Schädel oder auch im Auge (Glaukoma) durch die Schröpfung der Nierenzonen in Verbindung mit den Nackenzonen deutlich gebessert werden.

Auch bei chronischen Infekten der Niere sowie bei akuten Pyelonephritiden kann geschröpft werden. Die Schröpfung wirkt dann im Sinne einer Terrainverbesserung. Jede anderweitige Zusatztherapie – gerade auch die antibiotische Therapie – kann dadurch abgekürzt werden. Allerdings hat der Therapeut Sorge zu tragen, daß wirklich nur eine heiße Gelose blutig geschröpft wird.

Bei bestehenden Nierengelosen kommt es in vielen Fällen – besonders bei Frauen – zu geschwollenen Beinen, die einem kranken Herzen oder insuffizienten Venen nicht in die Schuhe geschoben werden können. Wasseransammlungen finden sich aber auch überall sonst im Körper. Die Nierenschröpfung in Kombination mit der Schröpfung des Iliosakralwinkels (siehe unten) fördert die Wasserausscheidung aus den Nieren und drainiert das Gewebe. Hier kombiniert man am besten mit der Autouronosode.

Eine wichtige Indikation sind die Eklampsie und Folgezustände, die sich oft monatelang nach einer Eklampsie noch bemerkbar machen. Die Schröpfung der Nierenzone in Kombination mit der Eigenharnnosode wirkt schlagartig, nebenwirkungslos und schonend.

Hitzewallungen der im Klimakterium stehenden plethorischen Frauen reagieren besonders eindrucksvoll auf die Nierenzonenschröpfung. Auch hier kombiniere ich die Autouronosode.

Plethorische Asthmatiker reagieren gut auf die Kombination von Schröpfung an den Nierenzonen und Tor des Windes.

Bei Koxarthrose, Arthritis im Iliosakralgelenk, aber auch bei Ischiasformen finden sich Nierenzonen-Gelosen. Ihre Beseitigung muß einer Arthrosenbehandlung vorausgehen.

Bei Gichtkranken und Rheumatikern finden wir immer eine Mikroangiopathie und die nachfolgenden Störungen in der Hämorheologie. Diese spielen sich in allen Abschnitten des erkrankten Körpers ab. Es ist aber klar, daß diese Prozesse rasch bedrohlich werden, wenn sie sich in so empfindlichen Organen abspielen, wie es Niere oder Leber/Galle sind, welche einen hohen Blutdurchsatz benötigen. Ihre Funktionen leiden. Es bauen sich Reflexzonen auf. Diese schädigen durch kuti-viszerale Irritation im Sinne einer Rückkopplung die genannten Organe. Der Teufelskreis kann durch die Schröpfung sofort unterbrochen werden.

Bei typischen Asthenikern oder im Endzustand einer nierenabhängigen Erkrankung darf die Zone niemals blutig geschröpft werden. Auch die Trockenschröpfung ist hierbei gefährlich. Wärmeanwendungen aller Arten sind zu bevorzugen.

12.8.1 Die hyperazide Gastritis

Unter den Gastritikern findet sich ein besonderer Typ, der fortwährend essen muß, um die Magensäure zu binden. Spart er eine seiner vielen Zwischenmahlzeiten aus, riskiert er ein Säure-Ulkus. Das viele Essen aber läßt ihn aufgeschwemmt und dick werden.

Bei genauer Untersuchung des Rückens solcher Patienten stellen sich zwar die Magen- und die Gallenzone dar, viel eindrucksvoller jedoch sehr schmerzhafte Füllegelosen in beiden Nierenlagern. Um den Zusammenhang von

Nieren, Magen und Zwölffingerdarm zu erklären, muß man wissen, daß die Zustimmungspunkte von Magen und Duodenum auf dem Akupunkturmeridian „Blase" stets inmitten der Nierengelosen sitzen. Auch der Masseur kennt diese Schmerzzonen bei Magenpatienten als die Boasschen Druckpunkte.

Da auch im Akupunktursystem jeder veränderte Reaktionspunkt bivalent für Diagnose (hier Zustimmung) und Therapie (hier Oligurie, Meteorismus, Ulkus) zuständig ist, wirkt sich die Schröpfung an der Nierenzone für diese Gastritiker aus wie das bekannte „Blutenlassen an Akupunkturendpunkten". Es kommt zu einer Regulation über das längssegmentierte Ordnungssystem. Gleichzeitig wird der von der Quellungsgelose herrührende Neuraldruck auf die von TH 12/L 1 zur Niere und zum Plexus hypogastricus ziehenden Nervenfasern abgezogen. Es folgen dann die im theoretischen Teil diskutierten hämodynamischen Heilungsprozesse.

Positivbeispiel

50jähriger, dicker Plethoriker. Seit 10 Jahren rezidivierende Ulcera ventriculi et duodeni. Extreme Magensäurewerte. Rasende Angst vor einer Fastenkur, aber bereits deutliche Herz-Kreislaufbelastung wegen des Übergewichts. Therapie der Säurewerte mit allen bekannten Chemotherapeutika, zeitweise Biogastrone® und Tagamed®, welche nur schlecht vertragen werden.

Nach der ersten Schröpfung an der Nierenzone fehlte zur großen Überraschung bereits am nächsten Morgen der gewohnte Nüchternschmerz. Der Patient konnte zu einer Weizen-Gel-Kur überredet werden. Die am 3. und 8. Fastentag wieder einsetzenden Magenbeschwerden (Entgiftungstage) konnten jeweils durch Schröpfung sofort – in den ersten 15 Minuten – gestoppt werden. Es entleerte sich die

Nierenzone jeweils mit 2 bis 3 Gläsern Blut, also reichlich. Der Patient konnte später bei fortgesetzter Nierendiät, mit Hilfe der Phytotherapie und gelegentlichen Schröpfungen der Nierenzone geheilt werden.

12.9 Die Lumbagozonen – Darmzonen

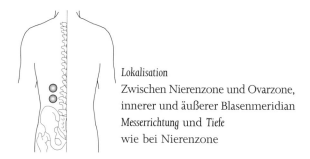

Lokalisation
Zwischen Nierenzone und Ovarzone, innerer und äußerer Blasenmeridian
Messrichtung und *Tiefe*
wie bei Nierenzone

Abb. 42

Bedeutung

Beckenplethora – Beeinflussung der Durchblutung im ganzen Bauchraum, Entkrampfung im unteren Rücken, Schmerzzustände, Wirkung auf den Darm.

Die Schröpfung im Bereich zwischen der 12. Rippe und dem oberen Beckenrand wird häufiger einseitig durchgeführt als beiderseits. Man sollte sich zur Regel machen, nur auf der Seite des Schmerzes zu schröpfen. Auch wenn Skoliosen mit einer einseitig deutlichen Vorbuckelung der Lumbalgegend einen gelotischen Bezirk vortäuschen, sollte bei Schmerzen auf der konkaven Seite die konvexe Vorbuckelung eher trocken geschröpft werden.

Die Lumbagozonen müssen besonders sorgfältig im Sitzen bei weit vorgebeugtem Rücken palpiert werden. Wenn man nicht genau im Zentrum der Gelose schröpft, kann der Effekt trotz richtiger Indikation ausbleiben. Auch im Lumbalbereich sollte mit vorheriger Hyperämisierung durch heiße Packungen die Schröpfarbeit erleichtert werden. Bei sehr dicken Patienten, deren Gewebe sulzig ödematös oder ähnlich wie bei Hypothyreose pastös-trocken erscheint, tritt bei der Schröpfung kein Blut aus den Gelosen. Auch vermeide man, über den kugeligen und verschiebbaren harten Bindegewebsknoten im Glutaeus maximus oder in der Gegend des Beckenkamms blutig zu schröpfen, da dies eher Schmerzen erzeugt als lindert.

Diese Zonen sind bei allen Darmerkrankungen im Hartspann oder in der Gelotik. Auch die Darm-Dysbakterie kann sie erzeugen. Das heißt, daß eine Dysbiose immer gleichzeitig eine Schleimhautalteration (allergisch oder bakteriell) darstellt. Vielfach verschwinden die Lumbagen und Darmzonen auf einfaches Fasten besser als auf Schröpfen. Das Schröpfen reicht selbst bei überzeugend schröpfwürdigen Gelosen alleine nicht aus, sondern es muß mit internen Darmtherapeutika begleitet werden, um Rückfälle zu vermeiden.

Häufigste Indikationen

Neuralgien im Bereich des Nervus genito-femoralis, des Nervus ilioinguinalis, des Nervus ischiadicus, des Nervus femoralis. Schmerzen, die zum Darm und zur Harnblase ziehen. Meteorismus, Darmspasmen nervöser Ursache.

12.10 Die Schröpfung bei Interkostalneuralgien

Die Schröpfstellen liegen hierbei in den Interkostalräumen, meist eng paravertebral, 1 bis 2 Querfinger neben der Wirbelsäule. Die Gelosen sind also von solchen, welche an System-Regulationszonen liegen, deutlich verschieden. Häufig finden wir sie bei akut verrenkten oder blockierten Wirbeln, so beim „Verheben" oder „Verliegen". Bei der Zostererkrankung mit ihrer Entzündung der Nervenwurzel finden wir bei Beginn der Erkrankung immer eine heiße Gelose ganz paravertebral im Segment.

Dies deutet darauf hin, daß das unmittelbar im Berührungsbereich der Nervenaustritte liegende Konglomerat von Organen (Sympathikus, Parasympathikus, Wirbelgelenke, Bandscheibe) eine direkte Rückenreflexzone besitzt.

Kombiniert man im Beginn des Zosters die blutige Schröpfung an der heißen Gelose mit Chiropraxis und quaddelt etwas Procain (Impletol) ins Segment, kann die Krankheit meist rasch abgefangen, gemildert und sogar später noch mitigiert werden. Zur Steigerung der allgemeinen Abwehrlage verwendet man die Eigenblutinjektion oder besser die mit Ozon-Sauerstoff aufgewertete Eigenblutinjektion i. m. oder die HOT.

Viel seltener sprechen Zosternachschmerzen auf diese Kombinationstherapie an. Bei diesem Problem hilft eher die Kombination von blutiger Schröpfung, Chiropraxis und Ohrakupunktur nach Nogier (Ohrgeometrie). Die Schröpfung von interkostal liegenden Gelosen sollte immer mit der Chiropraxis verbunden werden (Technik nach Laabs oder Sell).

Typischer Fall

30jährige Patientin, typisches Bild einer Atemoppression (seit einem halben Jahr) und funktioneller Angina pectoris bei Hypotonie.

Befund: chronische Tonsillitis, schmerzhafte Processus spondylosi im Bereich BW 4/5. Unmittelbar neben BW 3 links und BW 5 rechts heiße Gelosen.

Therapie: Blutige Schröpfung beiderseits mit Einrenkung. Die Patientin kann daraufhin seit 6 Monaten zum ersten Mal ungestört und frei Luft einatmen. Danach Herdentstörung der Tonsillen mittels Impletol, später Symbioselenkung und Roedern sowie Baunscheidtsche Behandlung zur Festigung des paravertebralen Gewebes und zur Abwehrsteigerung des Organismus. Heilung innerhalb von 4 Wochen.

Negativbeispiel

Magerer, 50jähriger Patient, seit Jahren schwerste Neuralgie am Damm und an den Oberschenkeln im Sinne einer Reithosenparästhesie. Harte, körnige Gelosen im parasakralen Bereich, druckschmerzhafte Stellen neben dem 4. und 3. Lendenwirbelkörper. Keine eingesunkenen und sulzigen Zonen über den Processus spondylosi.

Trotz fehlender heißer Gelosen blutige Schröpfung. Deutliche Verschlechterung im Ausbreitungsgebiet des Nervus pudendi und des Nervus iliofemoralis. Tagelang anhaltende Kreuzschmerzen. Begleitende hypotone Fehlregulation.

12.11 Der Iliosakralwinkel

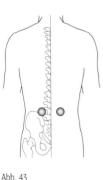

Abb. 43

Bereich kleines Becken – Ovarzonen
Lokalisation
Segment L 2 bis L 3 unmittelbar im Winkel, der vom Os sacrum, der Wirbelsäule und dem aufsteigenden Iliumrand gebildet wird. Der Ort wird durch die darin sitzende Gelose genau bestimmt.
Messerrichtung
Parallel des Harnblasenmeridians
Messertiefe
5–8 mm

Bedeutung

a) Regulationssystem Blase und Gallenblase mit besonderer Berücksichtigung der Durchblutung im kleinen

Becken und der hormonellen Leistung der Geschlechtsorgane.
b) Schmerzen im Lumbalbereich, im Blasenbereich (Neuralgien im Genitofemoralis und Pudendus), Neuralgien im Ischiadicus und Femoralis lateralis sowie Peronäus.
c) Koxarthrose, Gonarthrose.
d) Durchblutungsstörungen der unteren Extremitäten arteriell und venös. Lymphstau der Beine.

Indikationen

Klimakterische Beschwerden aller Arten, besonders bei Hypertonie. Dysmenorrhö und sekundäre Amenorrhö der plethorischen Frauen. Prostatitis, Hämorrhoiden (in Kombination mit der Gallenzone). Ovarial gebundene Migräne bei Hypertonikern oder Fülletypen (Oketsu-Typ nach japanischer Schule = schmutziges Blut). Kopfdruck und Kopfhitze ante menses. Lumbago, Nervenschmerzen, Blasenneuralgien, Blasendruck, mobile Bandscheibenhernien (in Verbindung mit Canthariden-Pflaster oder Akupunktur und Streckung). Die Erfolge bei Rückenschmerzen kommen schlagartig noch während der Sitzung, wenn die Schröpfindikation typisch ist. Der sofortige Erfolg ist unabhängig davon, ob die Beschwerden erst einen Tag oder drei Jahre alt sind. Bei Lumbago sollte nach vorangegangener Schröpfung mit einem nachfolgenden Canthariden-Pflaster wenigstens 2 Tage gewartet werden. Dessen Indikation wird durch das sulzig verquollene Bindegewebe über dem zugehörigen Processus spondylosus angezeigt. Parästhesien im Bereich der Unterschenkel und der Zehen, vor allem das Burning-Feet-Syndrom oder die Cruralgia nocturna. Nach Beseitigung des Neuraldrucks an der Nervenwurzel kann sogar eine Beinatrophie sich wieder bessern.

12.11 Der Iliosakralwinkel

Das Hüftgelenk hat – wie auch das geschädigte Kniegelenk – eine Schröpfzone. Sie sitzt etwa 5 Querfinger breit über der Spina superior posterior ossis ilei. Die Kniegelenkszone liegt etwa 2 Querfinger kaudaler. Das Hüftgelenk läßt sich mit Hilfe der Schröpfung besser beeinflussen als das Kniegelenk. Sein Schröpfort entspricht etwa dem Nierenzustimmungspunkt der Akupunkturlehre. Wenn man das schmerzende Hüftgelenk mit Naturheilmethoden behandeln will, darf man diese Stelle nicht übersehen, da sonst keine dauerhaften Erfolge erzielt werden können.

Bei manchen Frauen verschwindet die Wassereinlagerung im Bindegewebe über der Knie-Innenseite nach der Schröpfung der Iliosakralzone. Auch Lymphschwellungen in der Kniekehle selbst können sich dadurch verlieren.

Im Zusammenhang mit der blutigen Schröpfung der Gallenzone oder der Nierenzonen hat sich die Schröpfung des Iliosakralgelenkes bewährt bei: Phlebostase, Phlebitis, Krampi der Unterschenkel, Ulcus cruris, kalten Füßen und der merkwürdigen Empfindung, daß ein Reifen aus Eis um Knie oder Wade geschnürt sei.

Bei den heißen, spannenden und krampfenden Unterschenkeln, welche viele, tief blaue Besenreiservarizen aufweisen, kombiniere ich die Schröpfung des Iliosakralwinkels mit dem japanischen Aderlaß an den Teleangiektasien der Schenkel. Hierfür verwende ich eine Dreikantnadel oder die Hämolanzette. Die Beschwerden verschwinden, auch wenn sie vorher jahrelang angehalten hatten. Eine solche Sitzung vertreibt die quälenden Beschwerden meistens für ein halbes oder für ein ganzes Jahr.

Manche Patienten geben an, daß sie nachts deshalb nicht einschlafen können, weil sie mit den heißen Waden immer wieder einen kalten Platz suchen müssen und erst einschlafen können, wenn sie die Beine aus dem Bett heraushängen lassen. Hier empfiehlt sich die Schröpfung des

12.11.1 Die blutige Schröpfung über oder unmittelbar lateral der Spina iliaca posterior superior

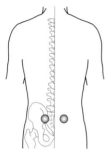

Abb. 44

Indikationen

Ischias, Dysmenorrhö, Kreuzweh, chronische Obstipation, Kopfweh bei präklimakterischen Fülletypen

Positivbeispiel

Plethorikerin, 50 Jahre, Hitzewallungen mit migränoidem Augenflimmern, ständiger Kopfdruck und Herzbeklemmungen. Schwindel nach dem Aufstehen. Schröpfung an der hier beschriebenen Stelle. Die Patientin steht nach der Schröpfung auf, atmet erleichtert durch und sagt: „Seit Jahren ist mir nicht mehr so wohl gewesen wie jetzt."

12.12 Die Hypertoniesülze

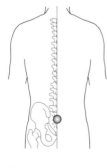

Abb. 45

Lokalisation

Über dem Processus spinosus des 5. Lendenwirbels, sofern dort eine heiße Gelose sitzt oder Teleangiektasien zur Schröpfung einladen. Seltener über dem ersten Sakralwirbel bei gleichem Befund.

Messerrichtung

Parallel des Meridians Gouverneur

Messertiefe

3–5 mm

12.12 Die Hypertoniesülze

Die Schröpfung an dieser Stelle ist nicht ungefährlich. Man sollte vermeiden, mit dem Schröpfschnäpper die Knochenhaut des Wirbelfortsatzes zu verletzen. Der Schröpfreiz ist groß und die Reaktion des Organismus nicht immer auszubalancieren. Die Schröpfung an dieser Stelle senkt den Blutdruck deutlich. Die Indikation an dieser Stelle sollte daher streng gestellt werden.

Dazu gehört, daß der Blutdruck nicht unter 160 systolisch liegen darf. Die Anzahl der fülligen Patienten ist bedeutend größer als die der mageren.

Bedeutung

1. Schmerzen im Kreuz.
2. Pressen und Dauerdruck im Kopf bei Hypertonie, besonders wenn sie mit reaktiven Depressionen im Klimakterium einhergeht.
   Die „rote" Hypertonie wird um 10 bis 30 mm Hg gesenkt, oft für Monate. Medikamente können reduziert werden. Subjektive, mit der Hypertonie einhergehende Beschwerden wie Schwindel, Flockensehen, Ohrgeräusche können verschwinden. Die Schröpfung ersetzt aber weder Medikament noch Diät noch Gefäßtraining!
   Cave: Vermeide die Schröpfung bei Blutdruckwerten unter 160/95 mm Hg!

Klimakterische Depressionen: Auch ohne ausgesprochene Hypertonie findet sich die Hypertoniesülze im Klimakterium der Frau und seltener des Mannes. Ein Fingerdruck auf diesen Punkt löst das typische „heulende Elend" aus. Hier wirkt die Schröpfung oftmals wie eine Wunderbehandlung, besonders wenn man sie mit Fasten und einer Schröpfung der Gallengelose (seltener der Nierengelosen) kombiniert. Restzustände der Depression beseitigt man dann mit einem Canthariden-Pflaster, welches über den 5. Lendenwirbel und 1. Sakralwirbel gesetzt wird.

Als Schlagwort kann man formulieren: Die Behandlung der Hypertoniesülze senkt den Druck im Hirn.

12.13 Besondere Schröpfstellen

Hüftgelenk

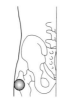

Abb. 46

Lokalisation
Über dem Trochanter major oder 2 Querfinger kranial bzw. kaudal. Der Patient ruht in Bauch- oder Seitenlage.
Messerrichtung
Parallel Gallenmeridian
Messertiefe
Bis zu 8 mm

Bei ausgesprochener Gelosebildung im Bereich der Hüftgelenke und wenn man den Eindruck von typischen roten Gelosen hat, kann die Schröpfung hier schlagartig eine Koxalgie beseitigen. Die Indikation ist dennoch recht selten. Bei mageren Koxarthrotikern kann man bisweilen mit der Schröpfkopfmassage Besserungen des Schmerzes erzielen.

Kniegelenk

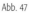

Abb. 47

Lokalisation
Im Quadrizeps, meist handbreit über der Patella
Messerrichtung
Parallel der durchziehenden Meridiane
Messertiefe
5–8 mm

Gelegentlich finden sich auffallende Myogelosen und vor allem rote Gelosen, in denen wie bei einer Varize Blut gestaut wird. Die reaktive Muskelverkrampfung hindert den Rückstrom des Blutes aus der Gelose.

Die Gelosen sitzen meist im lateralen oder medialen Anteil des Quadrizeps. Wir beobachten ihr Auftreten in Zusammenhang mit Koxarthrose, Beinverkürzung mit Skoliose oder Blockade des Iliosakralgelenks. Die von den Myogelosen ausstrahlenden Schmerzen reichen vom Knie bis zur Hüfte oder über das Knie abwärts bis zum Knöchel.

Beispiel

Eine 45jährige Patientin wurde jahrelang vergeblich wegen hartnäckiger Schmerzen im Kniebereich behandelt. Diese strahlten von einer auffallenden Gelose im äußeren Quadrizepsanteil zur Hüfte aufwärts und über das Knie abwärts. Röntgenologisch bestand eine Koxarthrose in fortgeschrittenem Zustand, die jedoch die Patientin kaum behinderte. Die von der Gelose ausstrahlenden Schmerzen ließen ihr selbst nachts keine Ruhe mehr. Die mehrfache Schröpfung der heißen Gelose erbrachte innerhalb weniger Monate eine so deutliche Besserung der Beschwerden, daß die Patientin, welche vor der Behandlung mittels Krücken in die Praxis gekommen war, diese fortlegen konnte. Auch die nächtlichen Schmerzen konnten beseitigt werden. Der Professor für Endoprothetik, welchen sie in regelmäßigen Abständen aufsuchte, stellte ihr ganz verwundert die Frage, warum sie denn plötzlich in ihrem „total versulzten" Hüftgelenk keine Schmerzen mehr habe.

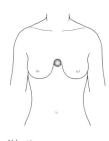

Abb. 48

Depressionspunkt vorne

Lokalisation
Etwa in Höhe des Akupunkturpunktes KG 17, also zwischen den Brüsten auf dem Sternum. Nur bei Frauen.
Messerrichtung
Parallel zum KG
Messertiefe
5 mm

Bei manchen depressiven Frauen findet sich zu Beginn ihres Schubes dort eine sulzige Gelose, die sehr schmerzt. Die Patientinnen geben an, daß dort eine Last säße, welche ihnen den Atem abdrücke oder daß ein Messer in der Brust stecke. Eine blutige Schröpfung dort ist bei den reaktiven Depressionen von erstaunlichem Soforteffekt begleitet. Man ist meist überrascht, wieviel dunkles Blut sich aus dieser Zone entleeren kann. Geschröpft wird hier im Liegen!

Ich empfehle, gleichzeitig die Gallen- oder wenn nötiger die Pankreas/Magenzone zu behandeln und neben der Schröpfung eine orthomolekulare Infusion anzuhängen. Gerne setze ich nach der Schröpfung auch die Akupunktur ein, um den frei gewordenen Energiefluß zu steuern.

13 Indikationstopologie für die Trockenschröpfung

Vorbemerkung

Um die Wirkungsweise der Trockenschröpfung und der Schröpfkopfmassage zu verstehen, muß die theoretische Bemerkung im ersten Teil des Buches nachgelesen werden. Denn erst aus ihrem Verständnis ergibt sich die folgende Indikationsstellung. Die Beschreibung der Topologie erfolgt wiederum von kranial nach kaudal.

13.1 Die Nackenzone

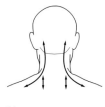

Abb. 49

Bereich C 3 bis C 4

In diesem Bereich wird eine trocken aufgesetzte Schröpfglocke nie stehengelassen, sondern die Schröpfkopfmassage durchgeführt. Als Ausnahme von dieser Regel gilt die Trockenschröpfung an der Schulterkugel im Bereich C 4. Üblicherweise arbeitet man wie bei der Münzmassage, indem man die Haut vorher mit einem hoch wirksamen Pflanzenöl (japanisches Pfefferminzöl usw.) einfettet. Die Schröpfkopfmassage im Nackenbereich ist meist schmerzhaft. Bei empfindlichen Personen sollte daher nur mit dem Rand des Schröpfglases ohne Ansaugen von Haut über die zu behandelnden Stellen gestrichen werden. Der Andruck des Glases richtet sich nach dem Auftreten von Extravasaten (Münzmassage).

Die Trockenschröpfung, besser Münzmassage, kann auch eine vorhergegangene blutige Schröpfung komplettieren, da durch dieses Vorgehen auch die in der Kutis gelegenen Verspannungsherde in sich zusammenbrechen.

13.2 Das Schultergelenk

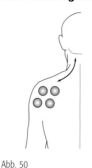

Abb. 50

Wie jedes Gelenk kann auch dieses durch mehrere, an variable Triggerpunkte trocken aufgesetzte Schröpfgläser zur besseren Durchblutung angeregt werden. Die Effekte am Schultergelenk sind mittelgradig.

13.3 Die Magenzone

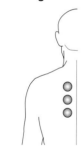

Abb. 51

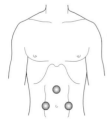

Abb. 52

(Abb. 59, S. 164; Abb. 62, S. 166)
Im Bereich der Magenzone setzt man mehrere Schröpfgläser gleichzeitig in den Verlauf des inneren oder äußeren Blasenmeridians. Bei schlaffem Angelhakenmagen, Magen- und Pylorusspasmus, Hypoazidität oder Anazidität sowie bei Motilitätsträgheit, dem Steingefühl im Magen oder dem Globus in Kehle und Speiseröhre sind die Erfolge gut bis mittelgut. Überraschende Effekte kann man erzielen, wenn man abwechselnd mit der Magenzone die Bauchdecken behandelt. Dort setzt man die trockenen Schröpfgläser auf die Alarmpunkte von Magen, Dickdarm und 3 E, gelegentlich auch auf den Gallenalarmpunkt an der Spitze der 11. Rippe.

13.4 Die Thoraxvorderseite

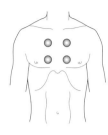
Abb. 53

(Abb. 61, S. 166)
Schröpfköpfe werden trocken aufgesetzt an den Akupunkturpunkten Lunge 1 und 2, Niere 13 sowie parasternal bis zum Xiphoid.

Indikation
Positiver Effekt bei chronischen und akuten Tracheobronchitiden.

13.5 Der Brustbereich

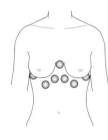
Abb. 54

Nach Bachmann soll die Trockenschröpfung an der unteren Zirkumferenz der Brüste besonders gute Wirkung aufweisen bei Hypermenorrhö mit begleitender Anämie. Die Hypermenorrhö resultiert ja nicht selten aus einem Tonusverlust des Uterus. Der Saugreiz des Säuglings diente den alten Gynäkologen als beste Methode, die Gebärmutter nach der Entbindung zur Kontraktion anzuregen.

Man setzt am ersten Blutungstag je 3 Schröpfköpfe an. Gleichgute Ergebnisse erzielt man bei Schmierblutungen wegen mangelhafter Corpusluteum-Phase oder nach der Periode.

13.6 Der obere und mittlere Rücken

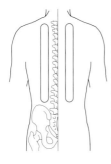

Abb. 55

(Abb. 60, S. 165)
Es handelt sich um die Segmente C 4 bis TH 9. Behandelt wird meist entlang des inneren und äußeren Blasenmeridians. Die statische Schröpfkopfbehandlung wie die dynamische Saugglockenmassage wirken gleichermaßen. Die Saugglockenmassage sollte nicht schmerzen (sedierender Effekt mit Energieverlust).

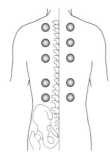

Abb. 56

Indikationen

a) Hypotonie, besonders nach Infekten. Hierbei sollte auch der Wirbel C 7 besonders hyperämisiert werden.
b) Neuralgien bei Weichteilrheuma und kalten Gelosen im gesamten Rückenbereich.
c) Neuralgische Zustände bei oder nach trockenen Pleuritiden.
d) Vorbehandlung für Chiropraxis, wenn keine heißen Gelosen vorliegen. Der Rücken wird durch die Schröpfkopfmassage insgesamt gelockert. Pathologische Spannungen im Segment verlieren sich sowohl in der Tiefe als auch in der Kutis. In gleicher Weise wirkt sich hier meist die Münzmassage aus.

13.7 Die Kreuzbeingegend

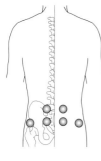

Abb. 57

Die Trockenschröpfung wirkt sich hier positiv aus bei: Fluor der jungen Mädchen, sekundärer Amenorrhö, Dysmenorrhö, Kreuzweh bei allgemeiner Blutleere, chronische Salpingitis, Metritis, Endometritis chronica, Lochialstau, Urethritis, Cystitis chronica. Man achte bei der Trockenschröpfung im Kreuzbeinbereich ganz besonders auf Fülle- oder Leerezeichen. Die Saugglockenmassage im Kreuzbein kann täglich wiederholt werden. Treten größere Hämatombildungen auf, wartet man ihre Resorption ab.

13.8 Unterbauch, Leiste, Innenseite der Oberschenkel

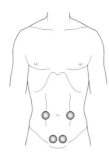

Abb. 58

(Abb. 63, S. 167)

Indikationen

a) Sekundäre Amenorrhö, Hypomenorrhö, Dysmenorrhö, chronische Salpingitis, Metritis, Endometritis chronica, Lochialstau, Urethritis, Cystitis chronica.

Bedeutung

Die Durchblutung im kleinen Becken wird reguliert.

b) Schmerzzustände nach Adnexitis/Parametritis. Resorptionsverbesserung nach gynäkologischen Operationen und nach Entzündungen im kleinen Becken.

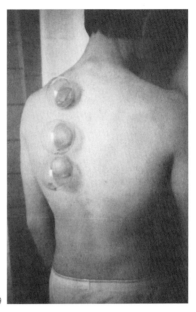

Abb. 59

c) Harnblasenlähmungen und Insuffizienzen der Ureteröffnung. Zu dieser Indikation zitiere ich einen Fall, den Bachmann 1951 beobachtete:

„Ein 35jähriger Mann wurde im Rußland-Feldzug verwundet und bekam während des Transportes durch Kälteeinwirkung eine Zystitis/Pyelitis, die den Beginn eines jahrelangen Blasenleidens darstellte, welches zu einer vollkommenen Incontinentia urinae führte. Vor meiner Behandlung war der Patient insgesamt über 3 1/2 Jahre in Krankenhäusern und Lazaretten bettlägerig gewesen und behandelt worden. Er wurde trotz Einsatz aller damals bekannten Mittel ohne Besserung entlassen.

Meine Behandlung bestand in Heublumensitzbädern und trockenen Schröpfkopfanwendungen auf den Re-

13.8 Unterbauch, Leiste, Innenseite der Oberschenkel

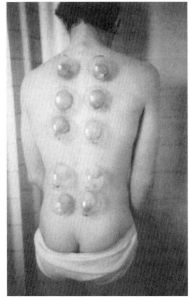

Abb. 60

flexzonen der Blase (suprapubisch) und längs der Ureteren rechts und links bis zur Wirbelsäule. Außerdem gab ich alle 8 Tage eine Autouronosode.

Durch diese Behandlung erreichte ich in einer klimatisch ungünstigen Zeit (Herbst und Winter) eine vollkommene Heilung aller Beschwerden. Einen leichten Rückfall, der nach einem Jahr eintrat, behandelte ich in der gleichen Weise und erreichte nach 4 Wochen bereits einen absoluten Erfolg, der um so höher zu bewerten ist, als der Patient unter sozial ungünstigen Verhältnissen gezwungen war, als Lagerarbeiter seinen Beruf weiter auszuüben."

An der Innenseite der Oberschenkel werden die Schröpfköpfe entlang des Musculus gracilis angesetzt.

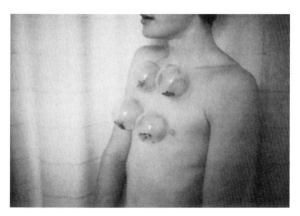

Abb. 61

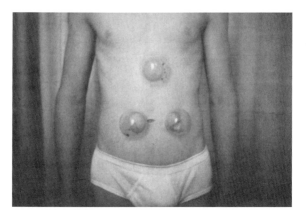

Abb. 62

Ausgesprochen gute Erfahrungen mit einer zum Teil modifizierten Trockenschröpfung gibt Siegfried von Niessen (Haifa) bei allen möglichen rheumatischen Prozessen und bei Durchblutungsstörungen sowie trophischen Geschwüren der Extremitäten an.

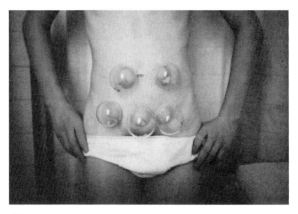

Abb. 63

Er verwendet dabei zum Teil Unterdruckkammern, in die er eine ganze Extremität einschließt und bewegt sich dabei auf den Spuren Prof. August Biers, der schon in den zwanziger Jahren mit der nach ihm benannten „Staubinde" interessante Erfolge bei den oben angegebenen Indikationen erzielt hatte.

13.9 Abrechnungshinweise für die GOÄ

In der GOÄ haben sich für einige Naturheilverfahren noch Ziffern erhalten, so z. B. für das Schröpfen, den Aderlaß und die Blutegel. Daß die Punktzahlen hierfür gerade einmal dafür ausreichen, daß sich die Helferin die Hände wäscht, liegt wohl daran, daß die Verfasser der GOÄ sich in dieser Therapie nicht auskannten und einfach die seit 1945 bestehenden Vergütungen unverändert weiter geschleppt haben.

Vor jeder Schröpfung muß der Arzt die Indikation genau prüfen. Er muß eine gründliche körperliche Untersuchung der Schröpfzonen (also mindestens des Rückens) durchführen. Oftmals muß er auch den Kopfbereich und die Extremitäten untersuchen, weil dort die Hauptsymptomatik angegeben wird, wie z. B. bei der Brachialgia paraesthetica nocturna oder dem Burning-Feet-Syndrom. Er muß immer den Blutdruck messen und dann selbst genau die Schröpforte anzeichnen und die Helferin einweisen.

Die Helferin benötigt bei jeder Therapie mindestens 15 Minuten Zeit, oftmals viel länger, wenn mehr als eine Stelle zu schröpfen ist. Sie muß mit Blut umgehen (operative Maßnahme) und es beseitigen. Sie kann keinerlei andere Aufgaben neben dieser erfüllen, da der Patient unter stetiger Überwachung sein muß (ausgenommen die Trockenschröpfung mit stehenden Gläsern, im Liegen ausgeführt).

Es werden Handschuhe benötigt und Einmalartikel. Die Geräte müssen anschließend desinfiziert und gewaschen sowie getrocknet, sterilisiert und halbsteril aufbewahrt werden. Das benötigt pro Patient mindestens wieder 15 Minuten Zeitaufwand.

Der Arzt hat sich nach der Schröpfung vom Zustand des Patienten zu überzeugen. Er muß gegebenenfalls während der Schröpfung seine Angaben korrigieren, z. B. wenn ihm die Helferin mitteilt, daß zu wenig oder sehr viel Blut aus einer Schröpfstelle fließt.

Die Helferin muß meist nach oder während der Schröpfung den Blutdruck des Patienten kontrollieren.

Daher kann man bei einer Schröpfung niemals die für das Setzen von Schröpfgläsern vorgesehene Einzelziffer der GOÄ Nr. 747 allein ansetzen.

Ich empfehle folgende Ziffern:

Blutige Schröpfung

1
5 oder 7
eventuell 831 (vegetative Funktionsdiagnostik)
747
2 000 (Wundversorgung mit Salbenverband), da es sich um meist 8 bzw. bei der Hämolanzette um 20 Wunden handelt.
Faktor Der Faktor kann bei Setzen eines Schröpfglases niedriger liegen als bei Verwendung von vier oder sechs Stellen.
34 Da eine Schröpfung stets deshalb erfolgt, um einen Regulationseingriff zu setzen, und da dies sinnlos ist, wenn der Patient nicht weiß, welche Fehler er in seinem Leben gemacht hat, so daß diese Fehlregulation hatte auftreten können, muß meist eine Beratung und Aufklärung über die Lebenssituation erfolgen. Dies rechtfertigt zumindest beim erstenmal die Berechnung der Ziffer 34.

Trockenschröpfung

a) *stehende Gläser*
   1
   5 oder 7
   747

b) *Schröpfmassage*
   521 zusätzlich

c) *Münzmassage*
   521

Der Steigerungsfaktor richtet sich nach der Dauer der Anwendung und die begleitenden anderen Ziffern jeweils nach den vorausgegangenen Untersuchungsmaßnahmen.

Ausblick

Ein Arzt, der sich an die Schröpfung gewöhnt hat, wird sie als Basisbehandlung zu all seinen anderen Möglichkeiten nicht mehr missen wollen. Sie erscheint ihm als die ideale Therapie, da ohne sie keine dauerhafte Beeinflussung der Reflexzonen denkbar ist. Nach all dem bisher Dargestellten muß die Reflexzone immer mitbehandelt werden, wenn man die Kybernetik im Körper wieder in Gang setzen will.

Nach dem eingangs erwähnten Schema von Hiroshi Motoyama

> Gestalts-Bewegungen ←→ bio-elektrochemische Prozesse ←→ physikalische Prozesse ←→ seelische Prozesse ←→ geistige Kräfte = Information

ist zwar ein Einstieg in die Kybernetik des Organismus auf den verschiedensten Ebenen möglich. Dies beweisen uns die auffallenden Erfolge, welche so unterschiedliche Ärzte wie Neuraltherapeuten, Homöopathen, Ozontherapeuten, Psychotherapeuten und auch die sogenannten Geistheiler etc. erzielen. In praxi gestaltet sich jedoch der Umgang mit dem Schröpfkopf als der am leichtesten zu bedienende Schlüssel.

Die heutige abendländische Medizin klammert die Kybernetik aus. Sie ist eine Medizin der Topologie. Das soll abschließend an einem Beispiel erläutert werden.

Im Laufe von Jahren kann sich bei einem kranken Menschen vielerlei angesammelt haben. Nicht ungewöhnlich wäre folgende Zusammenstellung: Eine jetzt 55jährige Frau leidet an Obstipation und Gallenstein. Seit ihrer Verheiratung traten Migränen auf, die während der Schwangerschaften ausblieben. Nach den Entbindungen entwickelten sich in vermehrtem Umfang Krampfadern, die zu rezidivierenden Thrombophlebitiden führten, wobei das linke Bein führend war. Über viele Jahre klagte sie über Schmerzen in beiden Hüftgelenken und vor allem über Rückenschmerzen zwischen den Schulterblättern. Seit Ausbleiben der Periode kam es zu erheblichen Hitzewallungen und zu Pruritus im Vulvabereich. Bei der Durchuntersuchung fanden sich ein bisher unentdecktes Zahngranulom des rechten oberen Eckzahnes, eine Verschleierung beider Kieferhöhlen im Röntgenbild sowie zunehmende depressive Neigungen wegen Schlaflosigkeit.

Eine solche Kranke wird ggf. behandelt von: dem Zahnarzt, welcher, statt den Eckzahn zu ziehen, ihn zu einem chronischen Störfeld umarbeitet; dem Orthopäden, der Hüfte und Wirbelsäule mit mannigfachen Maßnahmen von den Schmerzen zu befreien versucht, was ihm oftmals nur unter Einsatz chemischer, entzündungshemmender Arzneimittel gelingt; dem Gynäkologen, der die Hitzewallungen und den Pruritus behandelt; dem Hautarzt, der zur Behandlung des Pruritus hinzugezogen wird und der die Venen behandeln muß; dem Internisten, welcher die Situation an der Galle und am Darm röntgenologisch abklärt; dem Hausarzt, welcher die Migräne mit Schmerzmitteln bekämpft; dem Neurologen, welcher die Schlaflosigkeit und die beginnende Depression rückgängig zu machen versucht, und schließlich von dem Chirurgen, der den Gallenstein ggf. entfernen muß. Da trotz vielfacher Bemühungen aller vereinigten Topologen eine Gesundung nicht eingetreten ist, da die Patientin unter den zunehmenden vegetativen Entgleisungen aber sichtlich leidet, wird sie schließlich an den Psychiater weitergegeben.

Der Naturheilarzt – so auch der Schröpfarzt – sieht diese Krankheiten alle als dynamische Störungen an, die sich *in einem einzigen Regelsystem* abspielen. Es handelt sich in diesem Falle um das Regelsystem Galle/Leber. Der Körper beantwortet jedoch an verschiedenen Orten dieses Regelsystems dessen Entgleisungen mit den Möglichkeiten, die eben diesen verschiedenen Körperteilen gegeben sind. Diese Möglichkeiten können darin bestehen, daß die Kieferhöhle und der Eckzahn eine Entzündung entwickeln, das kleine Becken eine Durchblutungsstörung erleidet, nachfolgend besonders am linken Bein Varizen auftreten und so weiter.

Der Naturheilarzt behandelt nun die Triggerpoints des betroffenen Regelsystems, welche er ertastet, stellt die Lebensumstände um, welche den Patienten in diese Situation geführt hatten, und die gesamte Symptomatik der Polymorbidität geht zurück bis auf Beschwerden, welche von bleibenden, organischen Narben (z. B. von der Hüftgelenksarthrose und dem Gallenstein) unterhalten werden. Aber selbst diese Narben werden vom Körper häufig symptomlos kompensiert, wenn sein Energiezustand hoch und ausbalanciert ist: Einzelne Ausfälle werden aufgrund der Plastizität des gesunden Körpergewebes leicht verkraftet.

Die oftmals rasch einsetzenden und überraschend heilenden Effekte, welche man mit Hilfe der Schröpfkopfbehandlung erzielt, dürfen jedoch nicht dazu verleiten, den Arzt auf der Suche nach den Hintergründen von Symptomen einzuschläfern. Wenn er auch häufig darum gebeten wird, dem Patienten „Beschwerden wegzunehmen", muß sein Augenmerk stets dahin gerichtet sein, das Leben seines Patienten so zu ordnen, daß Beschwerden erst gar nicht eintreten.

Bei dieser Aufgabe bedient er sich seines gesamten Rüstzeuges, jenes, welches ihm die Universitätsausbildung und die herrschende Schule liefert, und dieses andere, zusätzliche, welches er sich durch jahrelanges Studium der Naturheilmöglichkeiten erworben hat.

Mit welcher Methode eine Erkrankung erkannt und behandelt wird, darf nicht zur Frage eines Bekenntnisses werden, sondern muß immer von der im einzelnen vorliegenden Notwendigkeit bestimmt werden.

Innerhalb der Heilkunde spielen sich heute große Umwälzungen ab. Einerseits steigt die Anzahl der Ärzte, welche sich wieder mit den älteren Heilverfahren beschäftigen, andererseits werden sie gerade heute besonders heftig von habilitierten Vertretern der im Reglementieren erstarrten „Schulmedizin" angegriffen. Daß sich jedoch beide Fronten aufeinander zu bewegen, haben wir einem gewissen „Druck von unten" zu verdanken: Ein großer Teil der Bevölkerung lehnt zunehmend den sofortigen und ausschließlichen Einsatz der Schulmedizin ab und wendet sich unter Einsatz oft großer persönlicher Opfer der Naturheilmedizin zu.

Wie nahe sich aber die klügsten Köpfe beider Heilsysteme stehen, mag im folgenden die Gegenüberstellung zweier Aussagen zeigen. Die erste entstammt der Feder Professor H. Mommsens, eines inzwischen verstorbenen Kinderarztes. Ursprünglich Schulmediziner, wie jeder Arzt am Beginn seiner Laufbahn, hatte er sich anhand fortlaufender Beobachtungen seiner kleinen Klienten einem Gebiet gewidmet, das man „der Mensch und seine Symbioten" nennen könnte. Durch großangelegte Feldversuche ist es ihm geglückt, lückenlos zu beweisen, welchen Segen eine gezielte Symbioselenkung und eine den natürlichen Bedürfnissen des Menschen entsprechende Ernährung für die Kinderheilkunde bewirken. Er schrieb über den Begriff „Gesundheit":

> „Hierüber denkt die analytische Naturwissenschaft nicht nach, sondern es ist ihr selbstverständlich, daß die Gesundheit in dem materiellen Gefüge steckt, wel-

ches sie mit ihren Methoden untersuchen kann. Der Gesundheitsbegriff, der durch die analytische Naturwissenschaft begründet und eingeführt wurde, führt dazu, daß Krankheiten an Symptomen erkannt werden, die objektiv durch Untersuchungen mit den verschiedensten Methoden festgestellt werden. Beseitigung der Symptome stellt im Rahmen eines solchen Denkraumes die Gesundheit wieder her. Chirurgische Eingriffe, allopathische Medikamente, Zufuhr von Hormonen, Impfungen und anderes sind die Instrumente des Heilens und Vorbeugens. Mit „echter Gesundheit" haben alle diese Maßnahmen nichts zu tun! Das ist ein ganz entscheidender Denkfehler! Damit werden Leben gerettet und krankes Leben wieder verlängert!

Ein einseitiges Weiterschreiten auf diesem Wege der „Notmedizin" bringt der Heilkunst keinen Segen, sondern Verwirrungen und Verirrungen, einen unerhörten Kostenanstieg und eine Zunahme chronischer Krankheiten, Stoffwechselleiden, angefangen beim Kind mit Zahnkaries und weiter mit Rheuma und Krebs, gegen die dieses Denken völlig machtlos ist und außerdem der falschen Ansicht zuneigt, durch Früherkennung Gesundimpulse zu setzen."

Die zweite Stellungnahme schreibt Professor J. Hornung von der Freien Universität Berlin. Ganz sicher steht sein Artikel in keinem Zusammenhang mit dem des in der Praxis alt gewordenen Kollegen. Professor Hornung ist theoretischer Mediziner am Institut für medizinische Statistik und Dokumentation. Aber er ist zu denselben Schlüssen gekommen wie Professor Mommsen, vielleicht deshalb, weil er sich einen alten Satz der Wissenschaft zu Herzen genommen hat, der da lautet: „Man muß mehr lesen, dann braucht man nicht so viel zu erfinden." Er schreibt:

Alternativen zur Schulmedizin für Studenten in Berlin

Das Medizinstudium an deutschen Universitäten ist zu einem verschulten Massenstudium geworden.

Die Inhalte des Lehr- und Lernstoffes sind reinste Schulmedizin, d. h. es werden die Ergebnisse einer Medizin vermittelt, die seit dem vorigen Jahrhundert versucht, in die Fußstapfen der Physik und Chemie zu treten und an deren Methoden großartige Erfolge anzuknüpfen. Das hatte zur Folge, daß hier ein mechanistisches Bild vom menschlichen Organismus aufgebaut wurde, der im Prinzip so funktioniert wie ein Auto oder wie ein Computer. Krankheit ist dann ein Defekt an einzelnen Teilen, den man repariert wie einen Defekt an einer Maschine oder besser: Reparieren läßt. Eine Folge dieser Auffassung: Der Mensch ist nicht mehr für seine Gesundheit verantwortlich; Krankheit ist ein zufälliges Mißgeschick, für das der ausgebildete Arzt zuständig ist, der dafür bezahlt wird, es wieder aus der Welt zu schaffen. Es herrscht eine Maßnahmemedizin in einer Welt, in der alles machbar zu sein scheint.

Die Folge dieser Entwicklung sind hervorragende Operationstechniken für grob-mechanische Defekte und einige lebensrettende Medikamente für grob-mechanische Defekte, wie z. B. Vitamin-B-12-Mangel oder Insulinmangel, und im übrigen eine große Hilflosigkeit den vielen chronischen und Zivilisationskrankheiten unserer Zeit gegenüber, die man dann mit Tonnen von Antibiotika zu „bekämpfen" sucht, sehr zum Schaden der Patienten, weil sie keine Heilung finden, statt dessen aber unter den Nebenwirkungen und Spätfolgen zu leiden haben.

Es ist aber einer Universität im eigentlichen Sinne gemäß, daß dort die verschiedenen Richtungen und

Lehrmeinungen eines Gebietes gelehrt werden, daß die Studenten sich einen Überblick verschaffen können über die verschiedenen, ja teilweise gegensätzlichen methodischen Ansätze und Denkweisen, um schließlich selbst in freier Entscheidung ihre ganz persönliche Weise, Arzt sein zu wollen, in einem Entwicklungsprozeß zu finden. Diese Auffassung, die ich ganz entschieden vertrete, steht in einem Gegensatz zu starren Tendenzen in unserer Zeit, alles und jedes zu reglementieren und von Staats wegen vorzuschreiben, wie es jetzt auch in der Medizin durch Gesetze und Verordnungen üblich geworden ist. Das führt dazu, daß neue oder auch alte wertvolle Behandlungsmöglichkeiten jahrzehntelang den Menschen vorenthalten werden, nur weil sie nicht ins System passen.

Literatur

Abele, H.: Untersuchung im bindegewebigen Suspensionssystem des ramus dorsalis C 2. Dissertationsarbeit. Universität Ulm, Anatomisches Institut 1999.

Abele, J.: Die Eigenharnbehandlung. 10., vollst. bearb. und erw. Aufl. Karl F. Haug Verlag, Heidelberg 1995.

Abele, J.: Joachim v. Puttkamer – Reflexzonenmassage am Rücken. Physiotherapie H. 7–8, 1979.

Abele, J.: Das Schröpfen. Verlag Jungjohann, Neckarsulm 1985.

Abele, U.; Stiefvater, E. W.: Aschner-Fibel. 13. Aufl. Karl F. Haug Verlag, Heidelberg 1996.

Adler, E.: Störfeld und Herd im Trigeminusbereich. 4., erw. Aufl. Verlag für Medizin Dr. E. Fischer, Heidelberg 1990.

Aschner, B.: Technik der Konstitutionstherapie. 7. Aufl. Karl F. Haug Verlag, Heidelberg 1995.

–: Die Krise in der Medizin. Hippokrates Verlag, Stuttgart 1931.

–: Behandlung des Gelenkrheumas und verwandter Zustände. Hippokrates Verlag, Stuttgart 1949.

Athenstaedt, H.: Spontaneous Polarization in Organisms. Gesellschaft für Molekular-physikalische Physiologie. Hannover 1982.

Bachmann, G.; Pecker, F.: Die Schröpfkopfbehandlung. 4. Aufl. Karl F. Haug Verlag, Heidelberg 1980.

Benninghoff, A.; Goerttler, K.: Lehrbuch der Anatomie (Bd. 3). 6. Aufl. Urban & Schwarzenberg, München 1960.

Bergsmann, O.: Bedeutung des Herdgeschehens in der Rehabilitationsmedizin. Erfahr.hk. H. 5, 1984, S. 270.

Capra, F.: The Tao of Physics. (Der kosmische Reigen). O. W. Barth Verlag, München 1980.

Gleditsch, J.: Reflexzonen und Somatotopien. WBV Biologisch-Medizinische Verlags-GmbH, Schorndorf 1983.

Hanzl, Günther S.: Das neue medizinische Paradigma. Karl F. Haug Verlag, Heidelberg 1995.

Kramer, F.: Zahn- und Kieferbefund. Energetische Beziehungen zum übrigen Organismus. Schautafel. Eigenverlag Nürnberg.

Marquardt, H.: Reflexzonenarbeit am Fuß. 21. Auflage. Karl F. Haug Verlag, Heidelberg 1999.

Mink, E.: Procaintherapie nach Huneke in der Gynäkologie. 2. verb. Aufl. Karl F. Haug Verlag, Heidelberg 1976.

Morgan, L.: Hilfe aus Dir selbst. Die Alexandermethode. Tauchnitz, Stuttgart 1967.

Olshausen, U.: Persönliche Mitteilung. Quickborn.

Motoyama, H.: Shakra Physiologie. Aurum Verlag, Freiburg 1980.

Pischinger, A.: Das System der Grundregulation. 9., überarb. Aufl. Karl F. Haug Verlag, Heidelberg 1998.

Pirlet, K.: Erhaltung des Lebens durch protein-molekulare Auslese. Erfahrungsheilkunde 5/1992.

–: Klinische und naturheilkundliche Diätetik… Die Heilkunst 5/1988.

–: Intestinale Autointoxikation und intestinales Immunsystem. Der Deutsche Apotheker, 9.9.1990.

Popp, F. A.: Biologie des Lichts. Grundlagen der ultraschwachen Zellstrahlung. Parey, Berlin 1984.

Porkert, M.: Lehrbuch der chinesischen Diagnostik. 2. Aufl. Chinese Medicine Publications LTD, Zürich 1983.

Puttkamer, J. v.: Organbeeinflussung durch Massage. 5. Aufl. Karl F. Haug Verlag, Ulm 1962.

Schiele, F.: Kompendium des Fußüberwärmungsbades. Rellingen.

Schmidt, H.: Akupunktur als Konstitutionstherapie. Hippokrates Verlag, Stuttgart 1982.

Schmidt-Schönbein: Exempla hämorheologica. A. Roussel-Pharma, Wiesbaden 1980.

Schönberger, M.: Signale der gestörten Wirbelsäule. Erfahr.hk. H. 8, 1981.

Wendt, L.; Wendt, T.: Angiopathien – Eiweißspeicherkrankheiten-Autoimmunkrankheiten. Schriftenreihe Erfahrungsheilkunde Band 27. Karl F. Haug Verlag, Heidelberg 1980.

–: Mikroangiopathie der Risikofaktoren. Verlag E. Koch, Frankfurt 1976.

Zöbelein, H.: Die petechiale Saugmassage. Karl F. Haug Verlag, Heidelberg 1984.

Zycha, H.: Organon der Ganzheit. Karl F. Haug Verlag, Heidelberg 1996.

Stichwortverzeichnis

Abele, Harald 68
Abrechnungshinweise 167
Adler, Ernesto 68
Allergiezone 41
Amenorrhö, sekundäre 152, 163
Anämie 161
Anazidität 160
Angelhakenmagen 137, 160
Angina pectoris falsa 132, 137
Antihypertonika 144
Apoplexie 129
Armparästhesien 39
Arthritis im Iliosakralgelenk 146
Aschner, Bernhard 25
Asklepios 21
Asthenopie 135, 144
Asthma bronchiale 140
Asthma cardiale 140
Athenstaedt, Herbert 13, 17
Autointoxikation 135
Avicenna 23
Ayurveda 21
Bachmann, G. 24
Bandscheibenhernien, mobile 152
Basen/Säure-Regulierung 46
Beckenplethora 148
Bergsmann, Otto 43, 73
Besenreiservarizen 153
Bier, August 37
Blase 151
Blasendruck 152
Blasenneuralgien 152
Blinddarm 47
Blutfülle/Blutleere 98
Boas-Punkte 45
Botenstoffe 78
Brachialgia nocturna 130, 132
Brachioneuritiden 39
Burning Feet-Syndrom 46
Capra, Fritjoff 82
Celsus 22
Chinesische Münzmassage 118
Chiropraxis 162
Claudicatio intermittens 102
Clusterformationen 17
Cystitis chronica 163
Darm-Dysbakterie 149
Darmspasmen 149
Darmzonen 148
Depressionen im Klimakterium 136
Depressionspunkt vorne 158
Digitus mortus 130, 132
Dysbiose 149
Dyskinesie der Gallenwege 135
Dysmenorrhö 152, 154, 163
Einflußstau, mediastinal 130
Einflußstauung 132
Eisreifen 144
Eklampsie 145
Elektrolyt-Salben 126
Endometritis chronica 163
Endstrombahn und Transitstrecke 52
Energiefülle/Energieleere 98
Epikondylitis 130, 132
Extrasystolie 40

Extravasate 55
Femoralis lateralis 152
Fingerparästhesien 132
Fitzgerald 27
Fluor 163
Fokus Nierenzone 143
Funktionseinheit 57
Galenus 23
Galle-Leberkapseldruck 135
Gallenblase 151
Gallenmigräne 129
Gallensegment 42
Gallenzone 41
Gastritis 137
Gastritis, hyperazide 146
Gefühllosigkeit des Daumens 130
Gelose, heiße 61
Gelose, kalte 58
Genitofemoralis 152
Geschlechtsorgane 152
Gicht 146
Glaukom 135
Glaukoma 129
Gleditsch, J. 36
Globus 160
Gonarthrose 152
Hämolanzette 110
Hämorrhoiden 152
Harnblasenlähmungen 164
Hauss 16, 48
Heine, H. 48
Hepatitis 135
Hepatopathie 135
Herdreflexzone 132
Herzbeschwerden, funktionelle 130
Hippokrates 16, 22
Hitzewallungen 145
Hochdruck 40
Hormonbuckel 40, 43
Hornung, J. 175

Hufeland 24
Hüftgelenk 156
Huneke 68
HWS-Schleudertrauma 129
Hyperazidität 135
Hypermenorrhö 161
Hypersekretion 137
Hyperthyreose 40
Hypertonie 129, 152, 155
Hypertonie, nephrogene 144
Hypertonie, rote 155
Hypertoniepunkt 144
Hypertoniesülze 154
Hypoazidität 160
Hypomenorrhö 163
Hypotonie 162
Iliosakralzone 153
Indikationstopologie 127
Interkostalnervenschmerzen 47
Interkostalneuralgien 142, 149
Ischiadicus 152
Ischias 154
Jucken 142
Kartei 109
Kern 46
Klimakterische Depressionen 155
Kniegelenk 156
Kopfherde 131
Kopfhitze 152
Koxarthrose 146, 152
Kreislaufschwäche 122
Kreuzweh 154, 163
Kribbeln, wurmartiges 142
Kuhmilchintoleranz 142
Kybernetik 14, 83
Lebersegment 42
Leeuwenhok 62
Libido 135

Stichwortverzeichnis

Lochialstau 163
Lumbago 152
Lumbagozonen 148
Magendruck 135
Magenfüllemigräne 129
Magenmigräne 139
Magental 40
Magenzone 41, 137, 160
Mandelzone 131
Marcumar 126
Mastodynia 135
Mediastinalstau 140
Mesenchym-Reaktion, unspezifische 49
Mesopotamien 21
Meteorismus 149
Metritis 163
Migräne 143, 152
Migräne, biliäre 136
Mink, E. 27
Mommsen, H. 174
Monotherapie 16
Morbus Parkinson 130, 133
Morbus Raynaud 130, 132
Motilitätsträgheit 160
Motoyama, Hiroshi 11, 171
Musculus gracilis 165
Myom 40
Nackenzone 159
Nahrungsmittelallergie, larvierte 142
Nebenzonen 45
Neuralgien 162
Neuralgische Zustände 162
Nierengelosen 45
Nierenhauptzone 45
Nierenmigräne 129, 143
Obstipation, chronische 154
Oketsu 102

Okzipitalneuralgie 129, 132
Olshausen 77
Omarthritiden 39, 136
Oppressionsgefühle 140
Orbes 28
Ovarzonen 46
Pankreasschwäche, exkretorische 142
Paracelsus 23, 61
Parästhesien 135
Parästhesien, abnorme 138, 142
Pecker, F. 24
Periodenstörungen 135
Peronäus 152
Petechiale Saugmassage 118
Pfefferminzöl 122
Pfortaderstauung 135
Phlebitis 153
Phlebostase 153
Photonenfelder 17
Piezo- und pyroelektrische Reize 70
Pirlet, K. 63
Planck, Max 98
Plato 16
Plethora 136
Pleuraschmerz 140
Pleuritiden 162
Pneumonien 140
Polycythaemia vera 136
Porkert 28
Postcholezystektomie-Syndrom 42, 135
Präapoplektische Zustände 144
Präapoplexie 129
Prostatitis 152
Pseudoradikulärsyndrom 73
Pudendus 152
Pyelonephritiden 145

Pylorusspasmus 160
Rechtsherzbelastung 41
Regelkreise, biologische 86
Roedern 39
Roemheld 138
Rücken, eiskalter 144
Rückenschmerzen 143
Salpingitis, chronische 163
Saugglockenmassage 55, 76, 117
Schleudertrauma 130
Schmerzen im Kreuz 155
Schmerzen im Nierenlager 143
Schmidt-Schönbein 62
Schmierblutungen 161
Schönberger, M. 48, 93
Schröpfkopfmassage 117
Schröpfnarben entstören 126
Schröpfschnäpper 110
Schröpfung, blutige 56
Schulter-Arm-Syndrom 130, 132
Schultergelenk 160
Schwindel 132
Segment C 4 40
Sekundenphänomen 13
Sinusitis 135
Sinusitis maxillaris 129
Sklerose, koronare 137
Skoliosebuckel 43
Skoliosen 148
Störenfried 78
Streß 40
Streßhypertonie 45

Subluxationen der Halswirbelgelenke 129
Sudeck 132
Tendinitiden 132
Tendovaginitiden 132
Tendovaginitis ulnaris 130
Tennisellenbogen 39
Thyreoidea 132
Tietze-Syndrom 41, 132
Tinnitus 132, 144
Tonsillitis 129
Tor des Windes 42
Tracheobronchitiden 161
Triggerpunkte 36
Trockenschröpfen 55, 76, 115
Überwärmungsfußbad 78
Ulcus cruris 135, 153
Urethritis 163
Vegetative Basis 83
Verschlüsse (Thromben) im Karotis-Basilaris-Gebiet 129
Veterinärpapyrus 21
Wasserträgerschultern 43
Wassertropfenlaufen 142
Weichteilrheumaschmerzen 143
Wendt, Lothar 66
Wirbelgelenkblockaden 132
Wundverband 121
Zirrhose 135
Zöbelein, H. 55, 118
Zoster 149

Kleine Sauger – große Wirkung

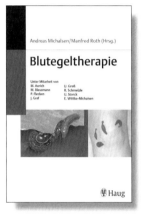

A. Michalsen, M. Roth (Hrsg.)
Blutegeltherapie

Unter Mitarbeit von M. Aurich,
M. Blessmann, P. Flecken, J. Graf,
U. Groß, R. Schmelzle, U. Storck
und E. Wittke-Michalsen
2006, 158 S., 52 Abb., 3 Tab., kt.
€ [D] 34,95
ISBN: 978-3-8304-7169-1

Erfahren Sie alles über die Grundlagen, Methodik und Anwendungsmöglichkeiten der Blutegeltherapie. Der Schwerpunkt liegt dabei auf bereits durch wissenschaftliche Studien belegten Indikationsgebieten.

Sie profitieren von konkreten Anleitungen für die Blutegeltherapie und lernen das Spektrum der Möglichkeiten, aber auch die Grenzen des Verfahrens kennen. Die Bewertung des Verfahrens für die einzelnen Indikationen hilft Ihnen, die Therapiewahl sicherer einzuschätzen.

MVS Medizinverlage Stuttgart GmbH & Co. KG
Oswald Hesse Str. 50
70469 Stuttgart
Telefon 0711-8931-906
Fax 0711-8931-901
kunden.service@thieme.de
www.haug-verlag.de

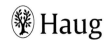